理論から実践まで

減塩のすべて

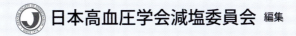
日本高血圧学会減塩委員会 編集

南江堂

■編　集

日本高血圧学会減塩委員会

委員長	土橋　卓也	製鉄記念八幡病院
副委員長	安東　克之	北村記念クリニック
前委員長	河野　雄平	帝京大学福岡医療技術学部医療技術学科

■執　筆 (執筆順)

河野　雄平	帝京大学福岡医療技術学部医療技術学科
三浦　克之	滋賀医科大学社会医学講座公衆衛生学部門
土橋　卓也	製鉄記念八幡病院
崎間　敦	琉球大学グローバル教育支援機構保健管理部門
市原　淳弘	東京女子医科大学高血圧・内分泌内科
石田　隆史	福島県立医科大学医学部循環器内科学講座
熊谷　裕生	防衛医科大学校腎臓内分泌内科
大島　直紀	防衛医科大学校腎臓内分泌内科
髙瀬　浩之	JA静岡厚生連遠州病院内科 (循環器)
日下　美穂	日下医院
早渕　仁美	奈良女子大学生活環境学部食物栄養学科
安東　克之	北村記念クリニック
野村　善博	味の素株式会社アミノサイエンス事業本部

刊行によせて

　本書は，2005 年に発足した減塩ワーキンググループより，減塩部会，減塩委員会へと引き継がれ，減塩促進のためになされてきた数多くの学会員の多大の活動を通じて，日本高血圧学会が営々と築き上げてきた，高血圧と減塩に関するリテラシー，知識と技術の結晶であります．減塩の高血圧制圧における意義，高血圧患者の食塩摂取の評価とコントロール法，日本国民全体に対する減塩の働きかけなどに関するアップデートの情報が網羅されています．土橋卓也委員長をはじめ，本委員会活動を懸命に推進され，また，本書が刊行されるにいたるまでご協力くださいましたすべての方々に敬意を表するとともに心より御礼申し上げます．

　現在，非感染性疾患（non-communicable diseases：NCD）（心疾患，脳卒中，悪性疾患，糖尿病，慢性呼吸器疾患など）は，世界の人々の死因の 70％を占め，「NCD クライシス（危機）」と称されています．そして，高血圧症は，この NCD クライシスにおいて，まさに中心疾患であります．高血圧症は，喫煙に次いで，世界の死因の第 2 位の原因となっています．国連 NCD 高次元会議は，「NCD カウントダウン 2030」として，2030 年までに，NCD による死亡を 2015 年のレベルの 30％低下させることを目的に掲げました（Lancet 2018; 392: 1072-1088）．そのために，その効果の大きさと費用対効果，実装の容易さ，政治的・経済的実現可能性から，5 つの優先的なポリシーを定めています（Lancet 2011; 377: 1438-1445）．すなわち，禁煙，減塩，食生活の改善と運動，過剰なアルコール摂取の抑制，基本的な薬剤と医療技術の普及であります．これらの施策のなかで，禁煙と減塩は，特にその重要性が強調されています．中国，インド，ロシアそれぞれの国において，禁煙の実施に要する一人あたりのコストは，それぞれ 0.14, 0.16, 0.49 米ドル，減塩は，0.05, 0.06, 0.16 米ドルであるのに対し，肥満・不健康な食事・運動不足の解消には，0.43, 0.35, 1.18 米ドル，適正薬剤の配備には，1.02, 0.90, 1.73 米ドルと試算されています．減塩こそは，最も効果的で，実現性が高い NCD 制圧の施策といえます．

　食塩の過剰摂取が，高血圧発症とその合併症の進展の基盤を成していることは疑いようもありませんが，幸いにも日本においては，ほとんどの国民の常識となっています．しかしながら，日本人の食塩摂取量は年々低下してきているものの，『高血圧治療ガイドライン 2019』における高血圧患者での減塩目標 6 g/日未満は，いまだ実現されていません．世界的には，2025 年までに 5 g 未満の摂取にすることが提案されています．日本人を含む東洋人は，食塩摂取が多く，また食塩に対する血圧上昇の感受性が高い民族です．それだけに減塩は多くの日本人にとって極めて重要であるとともに，その効果は，大変大きなものです．

　減塩を含めた NCD 制圧のためのポリシーの実施は，それぞれが直接ターゲットとする疾患だけではなく，様々な思いもよらない福音をもたらすことも期待されています．たとえば，腎透析の回避や失明の抑制のみならず，母子の疾患・死亡，家庭内暴力，転倒や交通事故などの事故の抑止，さらには，地球環境問題の改善や貧困の軽減，食物生産の好転，社会的交流の促進なども想定されています．

　減塩の威力と魅力を胸に，医療にかかわる方々だけでなく，社会の様々の立場の方々に，この本を読んでいただき，更なる減塩推進に邁進していただくことを願っております．

2019 年 4 月

日本高血圧学会　理事長

伊藤　裕

序　文

　食塩の過剰摂取は高血圧の発症や重症化の主たる要因であり，血圧の上昇を介してあるいは血圧とは独立して脳心血管病の要因となることは多くの疫学研究や観察研究から明らかとなっています．したがって，減塩は高血圧の一次予防，重症化予防のみならず健康寿命の延伸のためにも極めて重要と言えます．日本人の食塩摂取量は徐々に低下しているものの平成29年度の国民健康・栄養調査における男性の平均は10.8g/日，女性は9.1g/日と依然として多く，厚生労働省による『日本人の食事摂取基準（2020年版）』で示される目標量（男性7.5g/日，女性6.5g/日未満）の達成は容易ではありません．『高血圧治療ガイドライン2019』（JSH2019）で示された高血圧者の減塩目標は6g/日未満であり，この目標達成には多面的かつ実践的な取り組みが必要となります．

　日本高血圧学会は減塩の推進を目的として2005年，当時の藤田敏郎理事長の発案により減塩ワーキンググループ（上島弘嗣委員長）を組織しました．このワーキンググループは官公庁への食品中の食塩表示の申し入れや「食塩制限の必要性と減塩目標」，「高血圧管理における食塩摂取量の評価」からなる減塩ワーキンググループ報告と『減塩食品レシピ』の発行（2006年）を行いました．減塩ワーキンググループは2010年に減塩部会，そして2011年には減塩委員会と改組され，さらに活動を強化することになりました．減塩委員会の主な活動は，①政府や産業界への働きかけ（Political and social approach），②集団としての高血圧者や市民への働きかけ（Population approach），③高血圧者個人や家族への働きかけ（Individual approach），④減塩に関する広報活動（Publicity activities）です．さらに2013年より，適正な減塩食品の認知度を上げる目的でJSH減塩食品リストを一般向けホームページで紹介するとともに減塩食品の開発販売に積極的に取り組んでいる企業に対してJSH減塩食品アワードを授与しています．

　減塩委員会では，2012年に河野雄平委員長のもと，①食塩と高血圧・心血管疾患，②高血圧管理における食塩制限の目標と方策，③高血圧管理における食塩摂取量の評価と応用からなる『減塩委員会報告』を発刊しましたが，このたび，その改訂版として日本高血圧学会減塩委員会報告書『減塩のすべて―理論から実践まで』を出版することになりました．この報告書はタイトルの通り，食塩摂取と高血圧，心血管病との関係，減塩の意義，食塩摂取量の評価法と応用などの理論に加え，高血圧診療の場，健診や地域での啓発，食育など様々な場面での減塩の実践について各委員に執筆いただくとともに，減塩食品の普及に対する取り組みについても詳細に紹介しています．

　本書を，医師，管理栄養士，保健師など医療関係者はもとより，一般の方にも読んでいただくことにより，減塩に対する理解が深まり，わが国の減塩が進むことを願っています．

　2019年4月

日本高血圧学会減塩委員会　委員長

社会医療法人製鉄記念八幡病院　院長

土橋　卓也

「減塩のすべて」の利益相反事項の開示について

<利益相反状態開示項目> 該当する場合，具体的な企業名（団体名）・職名を記載，該当しない場合は"該当なし"を記載する．

1. 企業や営利を目的とした団体の役員，顧問職の有無と報酬額（1つの企業・団体からの報酬額が年間100万円以上のものを記載）
2. 株の保有と，その株式から得られる利益（1つの企業の1年間の利益が100万円以上のもの，あるいは該当株式の5%以上保有のものを記載）
3. 企業や営利を目的とした団体から特許権使用料として支払われた報酬（1つの特許権使用料が年間100万円以上のものを記載）
4. 企業や営利を目的とした団体より，会議の出席（発表，助言など）に対し，研究者を拘束した時間・労力に対して支払われた日当，講演料などの報酬（1つの企業・団体からの講演料が年間合計50万円以上のものを記載）
5. 企業や営利を目的とした団体がパンフレットなどの執筆に対して支払った原稿料（1つの企業・団体からの原稿料が年間合計50万円以上のものを記載）
6. 企業や営利を目的とした団体が提供する研究費（1つの医学研究（治験，共同研究，受託研究など）に対して支払われた総額が年間500万円以上のものを記載）
7. 企業や営利を目的とした団体が提供する奨学（奨励）寄附金（1つの企業・団体から，申告者個人または申告者が所属する講座・分野または研究室に支払われた総額が年間100万円以上のものを記載）
8. 企業などが提供する寄附講座（企業などからの寄附講座に所属している場合に記載）
9. その他の報酬（研究とは直接に関係しない旅行，贈答品など）（1つの企業・団体から受けた報酬が年間5万円以上のものを記載）

下記に，本書の作成にあたった委員の利益相反状態を開示します．

<利益相反状態の開示>

氏名（所属）	利益相反開示項目				
	開示項目1	開示項目2	開示項目3	開示項目4	開示項目5
	開示項目6	開示項目7	開示項目8	開示項目9	
土橋卓也 （製鉄記念八幡病院）	該当なし	該当なし	該当なし	三和化学研究所，塩野義製薬株式会社，大日本住友製薬株式会社，武田薬品工業株式会社，帝人ファーマ株式会社，テルモ株式会社，ファイザー株式会社	該当なし
	該当なし	該当なし	該当なし	該当なし	
安東克之 （北村記念クリニック）	該当なし	該当なし	該当なし	該当なし	該当なし
	該当なし	該当なし	該当なし	該当なし	
河野雄平 （帝京大学福岡医療技術学部）	該当なし	該当なし	該当なし	該当なし	該当なし
	該当なし	該当なし	該当なし	該当なし	
三浦克之 （滋賀医科大学）	該当なし	該当なし	該当なし	該当なし	該当なし
	該当なし	オムロンヘルスケア株式会社	該当なし	該当なし	
崎間　敦 （琉球大学）	該当なし	該当なし	該当なし	該当なし	該当なし
	該当なし	該当なし	該当なし	該当なし	
市原淳弘 （東京女子医科大学）	該当なし	該当なし	該当なし	武田薬品工業株式会社，持田製薬株式会社	該当なし
	該当なし	アステラス製薬株式会社，MSD株式会社，サノフィ株式会社，第一三共株式会社，武田薬品工業株式会社，田辺三菱製薬株式会社，帝人ファーマ株式会社，日本イーライリリー株式会社，ノバルティスファーマ株式会社，持田製薬株式会社	該当なし	該当なし	
石田隆史 （福島県立医科大学）	該当なし	該当なし	該当なし	該当なし	該当なし
	該当なし	該当なし	該当なし	該当なし	
熊谷裕生 （防衛医科大学校）	該当なし	該当なし	該当なし	該当なし	該当なし
	該当なし	該当なし	該当なし	該当なし	
大島直紀 （防衛医科大学校）	該当なし	該当なし	該当なし	該当なし	該当なし
	該当なし	該当なし	該当なし	該当なし	
髙瀬浩之 （JA静岡厚生連遠州病院）	該当なし	該当なし	該当なし	該当なし	該当なし
	該当なし	該当なし	該当なし	該当なし	
日下美穂 （日下医院）	該当なし	該当なし	該当なし	武田薬品工業株式会社	該当なし
	該当なし	該当なし	該当なし	該当なし	
早渕仁美 （奈良女子大学生活環境学部）	該当なし	該当なし	該当なし	株式会社グリーム，やずや食と健康研究所	該当なし
	該当なし	該当なし	該当なし	該当なし	
野村善博 （味の素株式会社）	該当なし	該当なし	該当なし	該当なし	該当なし
	該当なし	該当なし	該当なし	該当なし	

※本書発行から過去3年分（2016～2018年）の利益相反関連事項を開示しています．
※合併に伴う社名変更等もありますが，企業等との経済的関係が発生した時期において記載しています．

日本高血圧学会

目　次

1. 食塩と高血圧・心血管病，減塩の意義 ……………………………………河野雄平 ……1

2. 食塩摂取量の現状と減塩目標値 …………………………………………三浦克之 …13

3. 食塩摂取量の評価法と応用 ………………………………………………土橋卓也 …23

4. 減塩指導の実際 ……………………………………………………………………37

    a）高血圧患者に対する減塩指導 ………………………………………崎間　敦 …37

    b）降圧薬治療と減塩指導 ………………………………………………市原淳弘 …45

    c）心疾患患者に対する減塩指導 ………………………………………石田隆史 …53

    d）慢性腎臓病（糖尿病性腎臓病を含む）患者に対する減塩指導 …熊谷裕生・大島直紀 …60

    e）健診の場を利用した減塩指導 ………………………………………髙瀬浩之 …70

    f）将来のために子どもから大人まで，地域における減塩啓発活動 …………日下美穂 …78

    g）食育における減塩の意義と実践 ……………………………………早渕仁美 …88

5. 日本高血圧学会減塩委員会の活動〜おいしい減塩食品の紹介〜 …………安東克之 …99

6. 減塩食品の現状と課題 ……………………………………………………野村善博 …111

巻末付録：JSH 減塩食品リスト簡易版 ……………………………………………………123

索　引 ……………………………………………………………………………………………133

1. 食塩と高血圧・心血管病，減塩の意義

Summary

食塩は高血圧に密接に関係しており，食塩摂取量の増加に伴って血圧は上昇し，食塩制限により血圧は低下する．ただし，血圧の食塩感受性には個人差が大きく，これには血圧レベル，年齢や人種，腎機能，遺伝子などが関係する．食塩が血圧を上げる機序については完全には解明されてはいないが，腎のナトリウム(Na)排泄障害による体液貯留が重要で，Naの中枢神経や他の臓器・組織への作用も関係していると考えられる．食塩の過剰摂取は，血圧を上げることにより心血管系に悪影響を及ぼし，また血圧とは独立して心血管病の要因になり，胃癌や腎結石，骨粗鬆症などの疾患にも関与する．食塩摂取量と総死亡との関係については，過剰摂取の悪影響は示されているが，少ないほどよいかどうかは明らかではない．日本人の食塩摂取量は減少傾向にあるが世界的にみるとまだ多く，ほとんどの日本人は必要量をはるかに超える食塩を摂取している．食塩制限は，高血圧者における生活習慣修正として有用であるのみでなく，正常血圧者における高血圧の予防にも重要である．血圧低下や血圧を超える心血管保護，総死亡の減少，それらによる医療経済的効果が期待できることから，減塩の意義は大きく，食塩摂取量の多い日本では特に重要と考えられる．

はじめに

食塩は動物が生存するのに必要な物質で，その成分であるナトリウム(Na)は細胞外液の主要な陽イオンであり，体液や循環の調節に重要な役割を有している．野生動物にとっては，塩を摂ることが個体の生存と種の維持に重要であり，石器時代のヒトもそうであったであろう．しかし，塩が豊富に手に入るようになった近代および現代では，ヒトは必要以上に食塩を摂取している．特に日本人の食塩摂取量は以前から多く，最近は減少傾向にあるが世界的にみるとまだ多い．食塩の過剰摂取は，益より害のほうが大きくなる．

食塩が高血圧の要因であることはよく知られており，高血圧の管理においては食塩制限が広く推奨されている．しかし，食塩が血圧とは独立して心血管系に悪影響を及ぼすことや，心血管病以外にもいくつかの疾患の要因になっていることは，十分に認識されているとは言い難い．本項では，食塩と高血圧や心血管病，その他の疾患，総死亡との関係について解説し，減塩の意義について述べる．

A 食塩と高血圧

1. 食塩摂取量と血圧，高血圧

食塩の摂り過ぎが高血圧の要因になり，高血圧の予防や治療に食塩制限が重要であることは，

1. 食塩と高血圧・心血管病，減塩の意義

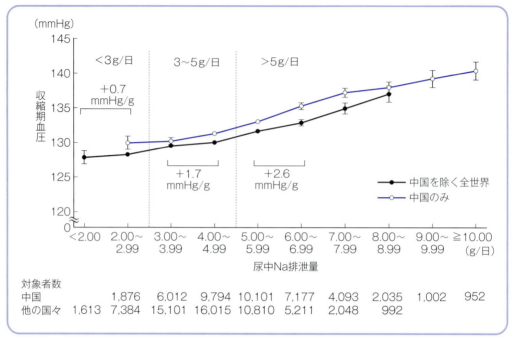

図1 PURE 研究における尿 Na 排泄量と収縮期血圧との関係
(Mente A, et al. N Engl J Med 2014; 371: 601-611 [4]) を参考に作成)

よく知られている[1,2]．1980 年代に世界の多くの地域で尿中の食塩排泄量と血圧などを調べた Intersalt 研究では，食塩摂取が多い地域（中国や韓国，日本など）は血圧も高いことが確認され，また南米のヤノマモ族の食塩摂取量は 1 g/日未満で平均収縮期血圧は 100 mmHg 未満と低いことや，加齢による血圧上昇もほとんどないこと，などが示されている[3]．最近の大規模な PURE（Prospective Urban Rural Epidemiology）研究でも，食塩摂取量と血圧はほぼ直線的な関係にあることが示されている（図1）[4]．

食塩を大量に摂ると正常血圧者でも血圧が上昇するが，高血圧患者ではより血圧が上がりやすいことが認められている．血圧の食塩感受性は個人差が大きく，それに関係する要因として血圧レベルのほかに腎機能（低下すると大きい），年齢（高齢者が大きい），性（女性がやや大きい），人種（黒人が大きく白人は小さい，日本人は中間），肥満やメタボリックシンドローム，遺伝子（腎での Na 輸送に関係する遺伝子など），レニン・アンジオテンシン系（低レニン血症，高アルドステロン血症で大きい），などが関係している．

2. 食塩制限の効果

食塩を制限すれば血圧は低下することは，多くの研究で証明されている[1,2]．減塩の降圧効果にも個人差はあるが，介入研究のメタ解析では，食塩を1日 9.5 g から 5.1 g まで減らせば高血圧者の血圧は平均 5.0/2.7 mmHg 下がり，正常血圧者ではその半分ほど低下している[5]（図2）．したがって，食塩制限により，高血圧者の収縮期血圧は 1 g/日あたり 1 mmHg 程度低下することになり，食塩感受性が高い者ではより大きな降圧が期待できる．

平均的な日本人の摂取量である1日 10 g の食塩を摂っていた高血圧者が 6 g に制限できれば，血圧は数 mmHg 下がり，脳卒中などの予防に大きな意味があると考えられる．米国での試算によれば，全米国民が1日あたり 3 g 減塩すれば収縮期血圧は 2〜3 mmHg 低下し，この血圧低下

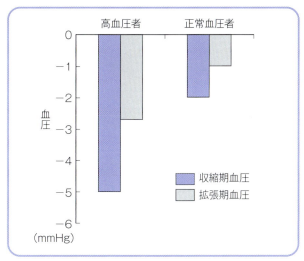

図2 高血圧者および正常血圧者における中等度の食塩制限の降圧効果（メタ解析）

(He FJ, MacGregor GA. J Hum Hypertens 2002; 16: 761-770 [5]) を参考に作成)

により脳卒中や心筋梗塞，全死亡はそれぞれ年間数万人減少し，医療費は年間100億～250億ドル節約される[6]．したがって，食塩制限は医療経済的にも大きな効果が期待できる．

また，減塩による降圧効果は24時間を通して認められる[7]．食塩感受性と日中，夜間の血圧低下度についての研究結果は一致していないが，食塩感受性の高血圧患者では減塩による夜間血圧への効果が比較的大きく，夜間降圧が減弱したnondipperが正常な日内変動のdipperになったとの報告がある[8]．nondipperや夜間血圧は臓器障害や心血管予後に関連することから，食塩制限による夜間血圧の低下は朝の血圧や診察室血圧の低下以上に心血管リスクを軽減する可能性がある．

食塩制限は降圧薬で治療中の高血圧患者にとっても重要で，遵守できれば降圧薬の減量や中止が可能となるであろう．治療抵抗性高血圧患者の血圧も，厳格な食塩制限によって大きく下がることが報告されている（図3）[9]．また，降圧薬のうちアンジオテンシンⅡ受容体拮抗薬（ARB）やアンジオテンシン変換酵素（ACE）阻害薬などレニン・アンジオテンシン系を抑制する薬剤は，食塩が多いと降圧効果がやや弱く，食塩を制限すると効果が大きくなる．

3．食塩による血圧上昇の機序

食塩が血圧を上昇させる機序は完全には解明されていないが，食塩摂取による血液量の増加とNa濃度の増加がともに関与すると考えられる．これには，腎のNa排泄機能障害が重要で，中枢神経系や種々の神経体液性因子，血管作動性物質なども関係している[1,2]．腎機能障害の存在下で食塩摂取が増加すればNa貯留と循環血液量増加が生じ，血圧を上げてNa排泄を増すことによりNaバランスが保たれることになる．また，食塩摂取は血液や髄液のNa濃度を増加させ，脳内のNa濃度の上昇は交感神経系の活動亢進により血圧を上昇させる．食塩による血液量の増加には脳の渇中枢刺激による飲水も関係することから，血圧上昇には腎とともに中枢神経の役割も大きいと考えられる．

体液性因子や血管作動性物質については，内因性ジギタリス様物質（ウアバイン様物質）の関

1. 食塩と高血圧・心血管病，減塩の意義

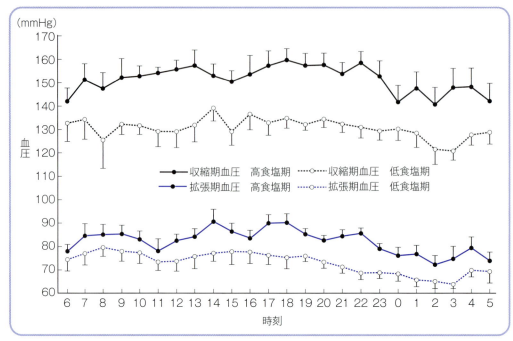

図3 治療抵抗性高血圧患者における食塩制限（3g/日 vs. 15g/日）の24時間血圧への効果
（Pimenta E, et al. Hypertension 2009; 54: 475-481 [9] を参考に作成）

与が示されている．この物質は副腎や中枢神経などに存在し，Na利尿と血管収縮や交感神経刺激作用を有し，食塩摂取により増加する．他にも食塩による血圧上昇の機序について，脳のアルドステロン，アンジオテンシン，バゾプレッシン，一酸化窒素と血管内皮，酸化ストレス，皮膚のNa貯留など，多くの物質や臓器の関与が示唆されている[10]．

高血圧に遺伝的要因が関係することはよく知られているが，食塩と高血圧の関係にも遺伝子が関与する．たとえば，Liddle症候群やGordon症候群は腎尿細管のNa代謝に関係する遺伝子の変異によるもので，食塩依存性の高血圧を呈する．本態性高血圧患者の食塩感受性と遺伝子についてもいくつかの研究があり，レニン・アンジオテンシン系や腎尿細管のNa代謝に関係する遺伝子などとの関連が報告されている[11]．

4．他の血圧調節系，生活習慣と食塩

食塩は，他の血圧調節系や生活習慣と血圧との関係にも役割を持っている．腎障害における血圧上昇には，Na貯留（排泄障害）による体液量増加が重要と考えられる．昇圧物質であるアンジオテンシンは血管収縮作用が強いが，尿細管にも作用してNa貯留をきたす．また，カテコールアミンや腎交感神経の活動亢進もNa貯留をきたす．アルドステロンによる血圧上昇も，主な機序はNa貯留である．

生活習慣については，肥満やストレスによる血圧上昇には交感神経系の活性化とともにNa貯留が関与している．食塩制限が十分にできれば，肥満による血圧上昇はかなり抑制できるであろう．また，カリウム（K）やカルシウム（Ca）の摂取増加や運動は血圧を低下させるが，この機序として腎からのNa排泄増加が重要と考えられる．野菜や果物，低脂肪乳製品に富むDASH（Dietary Approaches to Stop Hypertension）食は，KやCaを多く含み血圧を低下させるが，降圧効果は食塩摂取が多いときに大きく，食塩制限下では小さいことが示されている[12]．このよ

うに，食塩はそれ自体が血圧を上げるとともに，多くの因子による血圧変化に関係している.

B 食塩と心血管病，他疾患，総死亡

1. 心血管病

　高血圧は脳卒中や心筋梗塞などの心血管病の最大の危険因子であり，食塩は高血圧に密接に関係していることから，食塩が血圧を上げることによりそれらの疾患をもたらすことは当然であろう. しかし，食塩が血圧とは別に心臓や血管に悪影響を及ぼすことも明らかになってきた. 疫学研究の結果が一致しているわけではないが，食塩摂取量が多いと血圧値を補正しても冠動脈疾患，心血管病のリスクが高く，総死亡も多いことが示されている（表1）[13]. 脳卒中や心不全についても，食塩の過剰摂取は危険因子となる[1,2].

　日本でも，血圧を補正しても食塩と脳卒中が関係することが報告されている. また，北日本は南日本に比べて，食塩摂取量が多く血圧や脳卒中死亡率も高いが，地域に分けて国民健康・栄養調査のデータを用いた検討では，食塩と脳卒中死亡の関係が血圧と脳卒中死亡との関係より明らかであった（図4）[14]. 食塩摂取量と心血管病についての2000年代までの疫学研究のメタ解析でも，高食塩摂取群が低食塩摂取群に比べて心血管病リスクが高い傾向がみられている[15].

　食塩制限の効果を検討した介入研究はいくつかあるが，心血管予後を目的とした大規模で長期間の試験はなされていない. しかし，前高血圧者を対象としたTOHP（Trial of Hypertension Prevention）研究や，高齢高血圧患者を対象としたTONE（Trial of Nonpharmacologic Interventions in the Elderly）研究では，心血管病は減塩群が対照群より小さい傾向がみられ，メタ解析では有意であったと報告されている. これらの研究における平均食塩摂取量は，対照群で9〜12g/日，減塩群で6〜9g/日であった.

　食塩の過剰摂取が心血管病のリスクになることはほぼ一致しているが，食塩が少ないほど心血管病や総死亡が少ないか否かは結果が分かれている. 大規模なPURE研究では，推定Na排泄量と心血管イベント＋総死亡との関係は逆J型で，1日4g（食塩10g）程度が最も少なく，こ

表1　フィンランドの一般住民における24時間Na摂取量100mmol（食塩6g）増加に伴う冠動脈疾患，心血管病，総死亡の相対危険度

死因	ハザード比（95% CI）*	ハザード比（95% CI）**
男性（$n = 1,173$）		
冠動脈疾患（$n = 54$）	1.45（1.07〜1.97）	1.55（1.22〜2.13）
心血管病（$n = 72$）	1.43（1.10〜1.86）	1.38（1.04〜1.82）
総死亡（$n = 136$）	1.33（1.09〜1.61）	1.30（1.06〜1.59）
女性（$n = 1,263$）		
冠動脈疾患（$n = 7$）	1.96（0.92〜4.17）	2.07（0.80〜5.36）
心血管病（$n = 15$）	1.55（0.84〜2.84）	1.43（0.73〜2.78）
総死亡（$n = 44$）	0.99（0.64〜1.54）	0.91（0.56〜1.47）
男女計*（$n = 2,436$）		
冠動脈疾患（$n = 61$）	1.51（1.14〜2.00）	1.56（1.15〜2.12）
心血管病（$n = 87$）	1.45（1.14〜1.84）	1.36（1.05〜1.76）
総死亡（$n = 180$）	1.26（1.06〜1.50）	1.22（1.02〜1.47）

* ：年齢と研究年を調整.
**：年齢・研究年，喫煙，総コレステロール，HDLコレステロール，収縮期血圧，body mass index を調整.
*** ：性別を調整.
（Tuomilehto J, et al. Lancet 2001; 357: 848-851 [13] を参考に作成）

1. 食塩と高血圧・心血管病，減塩の意義

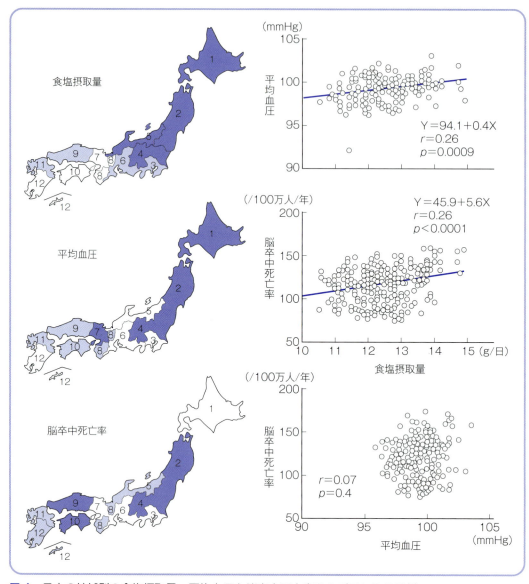

図4 日本の地域別の食塩摂取量，平均血圧と脳卒中死亡率およびそれらの関係
■：上位4地域，□：下位4地域，▨：中位4地域
(Tomonari T, et al. J Am Soc Hypertens 2012; 5: 456-462 [14]) を参考に作成)

れより摂取量が少ないとリスクが高まることが示されている(図5)[16]．しかし，更に大規模な NUTRICODE (Global burden of Diseases Nutrition and Chronic Diseases Expert Group) の報告によれば，全世界の心血管死亡の約10%は1日2gを超えるNa摂取(食塩として5g超)によることが推定されている[17]．また，TOHP I, IIの介入後20年以上の追跡調査では，尿Na排泄量と総死亡との関係はほぼ直線的で，食塩摂取が最も少ない群(Na約1g/日)における死亡率の上昇は認められていない(図6)[18]．

　これらの相反する結果の理由は明らかではないが，対象となる者や地域の特性や食塩摂取量の評価法の違いが要因として考えられる．多くの国にまたがる研究では，食塩摂取量が少ない群と多い群では医療を含む社会的や経済的な背景が異なる可能性があろう．また，食塩摂取量

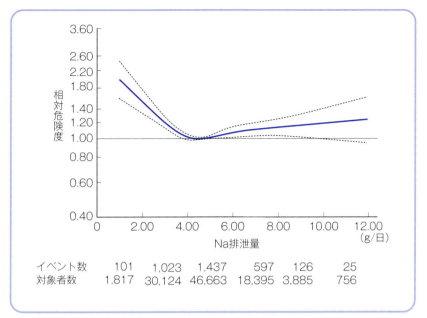

図5 PURE研究における推定尿Na排泄量と全死亡＋心血管イベントのリスクとの関係

(O'Donell M, et al. N Engl J Med 2014; 371: 612-623 [16] を参考に作成)

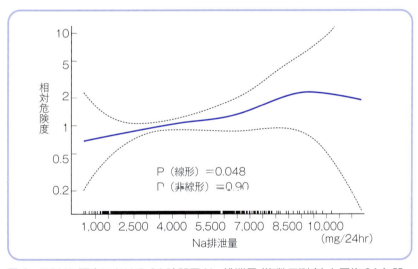

図6 TOHP研究における24時間尿Na排泄量（複数回測定）と平均24年間の追跡期間中の総死亡との関係

(Cook NR, et al. J Am Coll Cardiol 2016; 68: 1609-1617 [18] を参考に作成)

は，TOHP I, IIでは複数の24時間尿により評価され，PUREでは随時尿とKawasaki法が用いられているが，後者は食塩摂取量を過大評価することが指摘されている．したがって，全体的にみれば食塩の過剰摂取は害をなすことは明らかで，食塩摂取量は少ないほうが心血管病の予防や管理に望ましいと考えられる．ただし，極端な食塩制限の効果と安全性については確認されているわけではない．

食塩が多いと血圧が上がる以上に心血管病が増える理由として，食塩が直接心臓や血管に悪影響を及ぼすことが考えられる．培養細胞のような血圧が関与しない条件下でも，Na が多い環境では軽度の心筋細胞の肥大が観察されている．アルドステロンとの相互作用も重要であろう．アルドステロンは心臓や血管の肥大や線維化を起こすが，心筋細胞への作用は培養液の Na 濃度が低いと弱く，Na 濃度が高いと著しい肥大をもたらすことが報告されている．また，食塩摂取が多いと K や Ca の排泄が増え，これらが欠乏気味になることも関係しているかもしれない．したがって，食塩を制限すれば，血圧が下がることにより，また血圧を超えた効果により，心血管疾患をかなり予防できると考えられる．

2. 他の疾患

食塩の過剰摂取は，他のいくつかの疾患にも関係している (表2)[1,2]．食塩が多いと，腎結石や骨粗鬆症をきたしやすくなる．食塩を多く摂ると腎からの Na 排泄が増えるが，その一部は Ca に置き換わり，尿の Ca 排泄量も増えることになる．尿の Ca が尿路で固まれば結石になり，尿への Ca 排泄が続けば Ca 不足となり，骨量が減少して骨折のリスクが高くなるであろう．

腎については，短期的には食塩制限により腎機能が低下することがあるが，長期的な影響は異なると考えられる．これまでの研究の結果は一致しないが，最近の系統的レビューでは，食塩摂取が多いと尿アルブミンは増加する傾向があるが，腎機能（糸球体濾過量）や末期腎不全への進展については有意な差は認められていない．しかし，慢性腎臓病患者のコホートでは，食塩摂取が多い群は心血管病や総死亡が多いことが報告されている．

食塩は胃癌にも関係している．食塩が多い地域は胃癌も多いことが，観察研究のメタ解析においても示されている (図7)[19]．その理由として，胃潰瘍や胃癌の原因になるヘリコバクター・ピロリが塩分の多い環境で増殖しやすいことがあげられる．また，食塩は喘息にも悪影響があるかもしれない．

3. 総死亡

食塩摂取量と総死亡との関係についても，個々の研究結果は一致しないが，多量の食塩摂取は悪影響を及ぼすと考えられる．食塩と血圧や心血管病，他の疾患との関係からもそのことが支持されよう．

前述した TOHP I，II の追跡調査では，食塩摂取が多い群は総死亡が多く，J 型現象はみられていない．PURE 研究では，食塩摂取が多い群は中等度の食塩群に比べて総死亡＋心血管病が多いことが観察されている．また，日本における非感染性疾患および外因による死亡への各種リスク因子の寄与を検討した研究では，食塩摂取の過剰は心血管病および癌に関連して死亡のリスクを高めることが示唆されている (図8)[20]．

表2　食塩の悪影響

心血管系	血圧上昇，高血圧 心肥大，血管障害，腎障害 心不全，虚血性心疾患，脳卒中，腎不全
心血管系以外	尿路結石，骨粗鬆症 胃癌 気管支喘息

(Kawano Y. J Kor Soc Hypertens 2012; 18: 53-62 [2] を参考に作成)

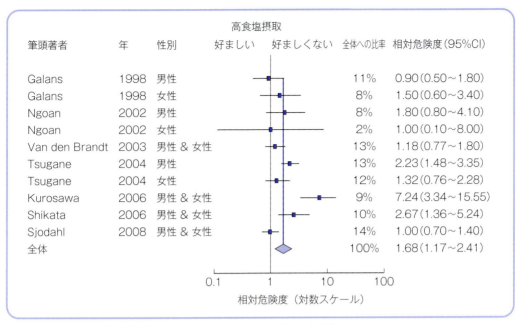

図7　食塩摂取高値群の低値群に対する胃癌のリスク（メタ解析）
(D'Elia L, et al. Clin Nutr 2012; 31: 489-498 [19] を参考に作成)

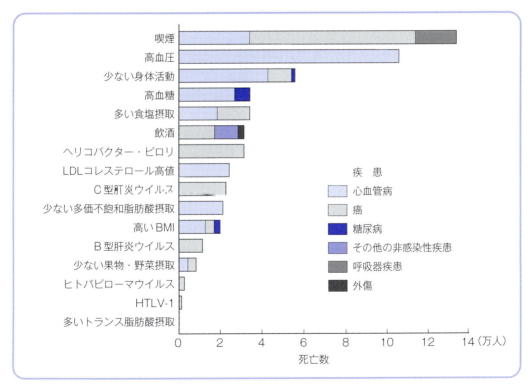

図8　日本における非感染性疾患および外因による死亡への各種リスク因子の寄与
(Ikeda N, et al. Lancet 2011; 378: 1094-1105 [20] を参考に作成)

C 減塩の意義

これまで述べたように食塩は高血圧に密接に関係し，減塩によって血圧は低下する．高血圧は心血管病の最大の危険因子であることを考えれば，減塩の意義は明らかであろう．食塩の過剰摂取は，血圧を介して，また血圧とは独立して冠動脈疾患や脳卒中などの心血管病の要因になり，胃癌や骨粗鬆症など他のいくつかの疾患にも関与する．食塩制限による心血管病や総死亡の予防については明確ではないが，類似の機序で血圧を下げる利尿薬が心血管病を予防し生命予後を改善することは明らかであり，このことからも減塩の意義は大きいと考えられる．

日本人の食塩摂取量は減少傾向にあるが，まだ世界的には多く，ほとんどの日本人は必要量をはるかに超えた食塩を摂取している．国民全体が減塩に取り組む意義は大きく，食塩制限は高血圧者のみでなく正常血圧者にも高血圧や他疾患の予防のために勧められる．極めて厳格な食塩制限の効果と安全性については，まだ確認されているわけではない．しかし，食塩制限は遵守できていないことのほうがはるかに多い．安全性が懸念されるレベルには，特殊な場合を除いては到達しないと考えられる．

おわりに

食塩と高血圧や心血管病，その他の疾患，総死亡との関係について概説し，減塩の意義について述べた．食塩は高血圧に密接に関係しており，食塩制限により血圧は低下する．また，食塩の過剰摂取は，血圧を上げることにより心血管系に悪影響を及ぼし，更に血圧とは独立して心血管病の要因になり，胃癌や骨粗鬆症など他のいくつかの疾患にも関与する．食塩摂取量と心血管病や総死亡との関係については，過剰摂取の悪影響は明らかであるが，少ないほどよいかどうかは明確ではない．日本人の食塩摂取量は減少傾向にあるが世界的にみるとまだ多く，ほとんどの日本人は必要量をはるかに超える食塩を摂取している．したがって，食塩制限は，高血圧者における生活習慣修正として有用であるのみでなく，正常血圧者における高血圧の予防にも重要となる．食塩制限により血圧低下，血圧を超える心血管保護，総死亡の減少，それらによる医療経済的効果が期待できることから減塩の意義は大きく，食塩摂取量の多い日本では特に重要と考えられる．

文献

1) 安東克之ほか．食塩と高血圧，心血管疾患．日本高血圧学会減塩委員会報告 2012，日本高血圧学会，2012: p.1-25
2) Kawano Y. Salt, hypertension, and cardiovascular diseases. J Kor Soc Hypertens 2012; **18**: 53-62
3) Intersalt Cooperative Research Group. Intersalt: an international study of electrolyte excretion and blood pressure: results for 24 hour urinary sodium and potassium excretion. Br Med J 1988; **297**: 319-328
4) Mente A, et al. Association of urinary sodium and potassium excretion with blood pressure. N Engl J Med 2014; **371**: 601-611
5) He FJ, MacGregor GA. Effect of modest salt reduction on blood pressure: a meta-analysis of randomized trials. Implications for public health. J Hum Hypertens 2002; **16**: 761-770
6) Bibbins-Domingo K, et al. Projected effect of dietary salt reductions on future cardiovascular disease. N Engl J Med 2010; **362**: 590-599
7) Kawano Y, et al. Different effects of alcohol and salt on 24-hour blood pressure and heart rate in hypertensive patients. Hypertens Res 1996; **19**: 255-261
8) Uzu T, et al. Sodium restriction shifts circadian rhythm of blood pressure from nondipper to dipper in

essential hypertension. Circulation 1997; **96**: 1859-1862

9）Pimenta E, et al. Effects of dietary sodium reduction on blood pressure in subjects with resistant hypertension: results from a randomized trial. Hypertension 2009; **54**: 475-481

10）Kurts TW, et al. The American Heart Association Scientific Statement on salt sensitivity of blood pressure: Prompting consideration of alternative conceptual frameworks for the pathogenesis of salt sensitivity? J Hypertens 2017; **35**: 2214-2225

11）Nierenberg JL, et al. Blood pressure genetic risk score predicts blood pressure responses to dietary sodium and potassium: the GenSalt study (Genetic Epidemiology Network of Salt Sensitivity). Hypertension 2017; **70**: 1106-1112

12）Sacks FM, et al. Effects on blood pressure of reduced dietary sodium and the Dietary Approaches to Stop Hypertension (DASH) diet. N Engl J Med 2001; **344**: 3-10

13）Tuomilehto J, et al. Urinary sodium excretion and cardiovascular mortality in Finland: a prospective study. Lancet 2001; **357**: 848-851

14）Tomonari T, et al. Is salt intake an independent risk factor of stroke mortality? Demographic analysis by regions in Japan. J Am Soc Hypertens 2012; **5**: 456-462

15）Strazzullo P, et al. Salt intake, stroke, and cardiovascular disease: metaanalysis of prospective studies. Br Med J 2009; **339**: b4567

16）O'Donell M, et al. Urinary sodium and potassium excretion, mortality, and cardiovascular events. N Engl J Med 2014; **371**: 612-623

17）Mozaffarian D, et al. Global sodium consumption and death from cardiovascular causes. N Engl J Med 2014; **371**: 624-634

18）Cook NR, et al. Sodium intake and all-cause mortality over 20 years in the trials of hypertension prevention. J Am Coll Cardiol 2016; **68**: 1609-1617

19）D'Elia L, et al. Habitual salt intake and risk of gastric cancer: a meta-analysis of prospective studies. Clin Nutr 2012; **31**: 489-498

20）Ikeda N, et al. What has made the population of Japan healthy? Lancet 2011; **378**: 1094-1105

2. 食塩摂取量の現状と減塩目標値

Summary

　文明化した人類のみが多量の食塩を摂取していることが，Intersalt など 24 時間蓄尿で食塩摂取量を評価した疫学研究で明らかになっている．地域の食習慣によって食塩摂取量は大きく異なるが，日本や東アジアは世界でも最も食塩摂取が多い地域のひとつである．日本の食塩摂取量は過去数十年間で大きく低下傾向にあり，平成 28 年の国民健康・栄養調査では 9.9g/日であった．食塩摂取量の目標値はより低い数値を設定する傾向が世界において強まっており，WHO は 5g/日未満としている．日本の食事摂取基準における目標値もより低い数値となる傾向があり，2020年版では男 7.5g/日未満，女 6.5g/日未満に改定される．日本高血圧学会は高血圧者における目標値を 6g/日未満としている．

はじめに

　本項では，世界および日本の食塩摂取量の現状，食塩の摂取源，および世界と日本の食塩制限の目標値とその根拠について解説する．

A 食塩摂取の現状と推移

1. 人類の食塩摂取量

　本来，陸上の野生動物の食物には食塩（塩化ナトリウム）はほとんど含まれていない．したがって摂取量は，肉食動物では食物とともに体重 60 kg あたり食塩相当で 1 日 2g 程度，草食動物では 1 日 0.5g 程度ともいわれている．人類においても石器時代の人々，あるいは現在でも原始的な生活をしている人々では 1 日 1～3g といわれている[1]．5000 年前に中国で食塩による食品保存が発見され，文明の進歩とともに人類の食塩摂取量は増加した．貴重品であった塩の確保は財力や権力の象徴ともなった．その後，食塩生産技術が発達し，大衆全体での食塩摂取量が増加した．人類において文明国で高い食塩摂取量が確立されたのはせいぜい最近数百年のことであり，長い人類の歴史のなかのほんのわずかな期間である．野生生物や原始人類の血圧値から考えると文明国で正常と考えられている血圧値はすべて高血圧の範疇とも考えられ，その大きな原因が食塩過剰摂取と考えられる[2]．

　厳密に標準化された 24 時間尿中 Na 排泄量測定による食塩摂取量評価を 32 ヵ国 52 集団（計 10,079 人）において行った国際共同研究が Intersalt である[3]．1980 年代後半に行われた本研究から得られた各国の推定食塩摂取量を図 1 に示す．中国，韓国，日本などの東アジア諸国は欧米に比べて高い傾向を示している．本研究では，原始的な生活（狩猟・採集を主とし，調味料を使わない生活）を送っているいくつかの集団の調査も行っているのが特徴であり，これらの集団で

13

2. 食塩摂取量の現状と減塩目標値

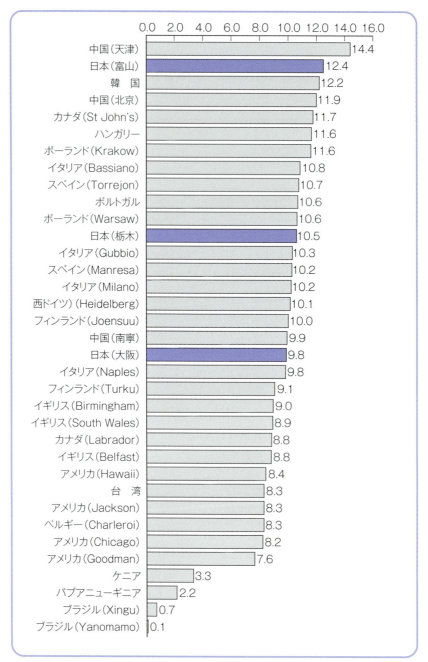

図1 世界各国の食塩摂取量（g/日）（24時間尿中Na排泄量から推定）
（Intersalt研究，1980年代後半）
(Intersalt Cooperative Research Group. BMJ 1988; 297: 319-328 [3] を参考に作成)

は1日3g以下を示した．ブラジルのヤノマモ族では1日0.1gという驚くべき結果であった．本結果から，地球上では文明化した人類のみが多量の食塩を摂取していることが明らかになった．

Powlesらは世界187ヵ国，21の地域における24時間蓄尿および食事調査から，2010年の世

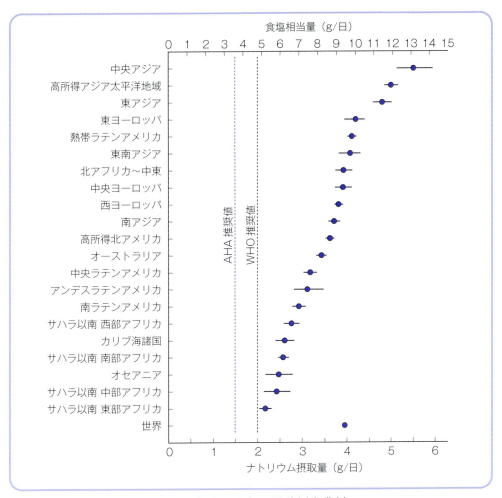

図2 世界各地域の食塩摂取量（g/日）（2010年，20歳以上成人）
(Powles J, et al. BMJ Open 2013; 3: e003733[4] を参考に作成)

界における食塩摂取量を報告した（図2）[4]．世界においては，中央アジア，東アジア，東欧などで食塩摂取量が特に多く，全世界の平均値は約10g/日であった．比較的食塩摂取量の低い地域を含めても，WHOが推奨する5g/日未満になっている地域はなく，全世界において減塩が必要であることが明らかになった．

2. 日本の食塩摂取量

日本はかつて，食文化および食品保存の関係から，食塩摂取量がかなり多い国であった．1950年代の調査では東北地方で27g/日，近畿地方で17g/日という24時間蓄尿から得られたデータがある[5]．前述のIntersaltにおける1980年代の日本からのデータでは9〜12g/日まで低下しており，過去数十年間で食塩摂取量は大きく減少したと考えられる．これは，全国各地で展開された減塩対策の効果もさることながら，食塩を用いない食品加工・保存技術の向上，交通機関発達による新鮮な食品流通の拡大，冷蔵庫の普及，食生活の欧米化なども大きな要因と考えられる．

2. 食塩摂取量の現状と減塩目標値

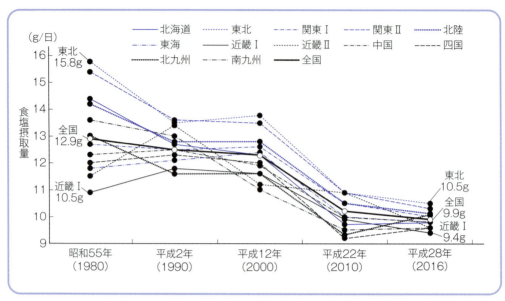

図3 全国および地方別の食塩摂取量の推移（1980～2016年，国民栄養調査，国民健康・栄養調査）

　国際共同研究 INTERMAP では，米国，英国，中国，日本の計 17 集団における 40～59 歳男女 4,680 人（うち日本人は北海道，富山，滋賀，和歌山の計 1,145 人）において 2 回の 24 時間蓄尿および 4 回の 24 時間思い出し栄養調査を 1996～1999 年に実施した[6,7]．24 時間尿中 Na 排泄量で評価された 4 ヵ国の平均食塩摂取量を比較すると，日本人は男性で 12.3 g/日，女性で 10.9 g/日であり，米国，英国よりも男女とも 2～3 g/日多かった．また，Asakura らは 2013 年に全国 23 都道府県の 20～69 歳の男女 760 人を対象に 24 時間蓄尿を行い，平均排泄量は食塩換算で男性 12.0 g/日，女性 10.2 g/日であり，INTERMAP 以降の低下はみられなかった[8]．

　一方，国民健康・栄養調査（旧国民栄養調査）では 3 日または 1 日の食事記録法（秤量法）による食事調査から，国民の食塩摂取量を観察してきた．1972 年に全国平均 14.5 g/日であったとする結果が最も古く，その後概ね低下傾向にある．図 3 に 1980 年以降の全国および地方別の食塩摂取量の推移を示す．全国平均値は 1980 年の 12.9 g/日から 2016 年の 9.9 g/日まで低下した．地方別では 1980 年に最も高い東北の 15.8 g/日と近畿Ⅰの 10.5 g/日には 5 g 以上の差があるが，2016 年にはそれぞれ 10.5 g/日，9.4 g/日と 1 g 程度まで縮小しており，国内の地域差が縮まってきたことがわかる．

　2016 年の国民健康・栄養調査では平均食塩摂取量は全体で 9.9 g/日で，男女別では男 10.8 g/日，女 9.2 g/日と男性が高い（図 4）．年齢階級別では男女とも 60～69 歳が最も高く，20～29 歳が最も低い．

3. 食塩摂取源となる食品群

　食塩は調味料以外にも多様な食品に含まれて摂取するため，摂取源を明らかにすることが重要であるが，それにはかなり詳細な食事調査が必要である．すなわち，しょうゆなどの調味料をどれくらい使ったか（かけたか），食塩を含む汁・スープをどれくらい飲んだか（残したか）などの聞き取りが必要である．

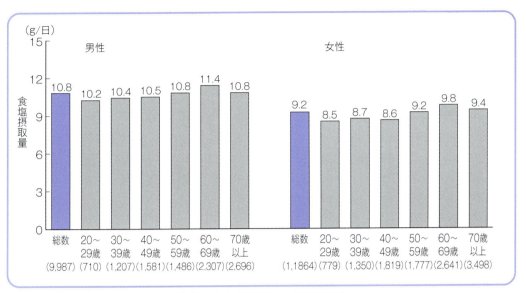

図4 性・年齢階級別の食塩摂取量（2016年国民健康・栄養調査）

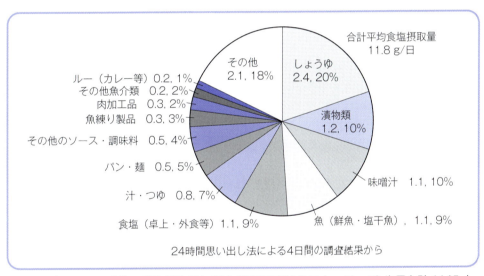

図5 日本における食塩の摂取源と寄与割合（INTERMAP 日本，40〜59歳男女計1145人，1996〜1998年）
(Anderson CM, et al. J Am Diet Assoc 2010; 110: 736-745 [9] を参考に作成)

　前述の INTERMAP 研究では詳細な24時間思い出し調査から日本における食塩摂取源の詳細が明らかになった（図5）[9]．すなわち日本人における食塩摂取源は，しょうゆ20％，漬け物10％，味噌汁10％，魚（塩干魚含む）9％，調味料としての食塩9％，汁・つゆ7％などとなっており，上位6食品で全体の60％以上を占めた．日本の伝統的食品が大きく関与していることがわかる．また，しょうゆ，味噌も加工食品に含めると，日本においても加工食品から約90％の食塩が摂取されると考えられ，加工食品の寄与の大きさは欧米と同等であった．一方，しょうゆ，味噌，食塩などの調味料から摂取し，自分で調節できる食塩は約40％で，残りの約60％は

17

食品に含まれている「隠された食塩」と捉えることもできる．隠された食塩については，食品中の食塩を減らす取り組みを食品産業に求める必要がある．

B 食塩制限の目標値

1. 最低限必要な食塩（Na）量

多量発汗のない成人の Na 不可避損失量は 500 mg/日以下で，個人間変動（変動係数 10%）を考慮に入れても 600 mg/日（食塩相当量 1.5 g/日）である．この考え方を根拠に「日本人の食事摂取基準（2020 年版）」では 600 mg/日（食塩相当量 1.5 g/日）を成人（男女共通）における Na の推定平均必要量（estimated average requirement：EAR）としている[10]．しかし，通常の日本人の食事では食塩摂取量が 1.5 g/日を下回ることはない．ただし多量発汗の対処法としての水分補給においては，少量の食塩添加が必要とされている．

2. 海外における食塩摂取量の目標値

前述のように食塩の必要量は少量であるが，食塩の過剰摂取が高血圧を引き起こすことから，高血圧予防の観点から食塩摂取量の目標値が設定されている．

米国における厳密な摂食試験である DASH-Sodium 試験では，通常食（食塩約 9 g/日）に比べて Na 2,300 mg（食塩 5.8 g/日）の制限により血圧が低下し，Na 1,500 mg（食塩 3.8 g/日）の達成により更に安全に血圧が低下した[11]．減塩による血圧低下を確認するそのほかの多くの介入研究の結果などから，2005 年に米国 IOM（Institute of Medicine）は食事摂取基準として，成人における Na 摂取の目安量（adequate intake：AI）を 1,500 mg（食塩 3.8 g/日），耐用上限量（tolerable upper intake level：UL）を 2,300 mg（食塩 5.8 g/日）とした[12]（表 1）．2013 年の米国 AHA/ACC 食事ガイドラインでは，Na 摂取目標値を一般成人では 2,400 mg 未満（食塩 6 g/日未満），理想的目標値を 1,500 mg 未満（食塩 3.8 g/日未満）に設定し，更に現在よりも 1,000 mg 低下（食塩 2.5 g/日低下）を目指すものとした[13]．

2012 年に発表された世界保健機関（WHO）の食事ガイドラインでは，世界における一般成人の食塩摂取量を 5 g 未満に減少させるべきとの「強い勧告」を行った[14]．これは高血圧の有無に

表1 海外および日本の学会・団体による食塩・Na 摂取量に関する設定値

学会・団体（年次）	対象（設定値名称）	設定値
WHO ガイドライン（2012 年）	一般成人（目標値）	食塩 5g/日未満
米国 IOM 食事摂取基準（2005 年）	一般成人（目安量）	Na 1,500mg/日（食塩相当量 3.8g/日）
	一般成人（耐用上限量）	Na 2,300mg/日（食塩相当量 5.8g/日）
米国 AHA/ACC 食事ガイドライン（2013 年）	一般成人（目標値）	Na 2,400mg/日未満（食塩相当量 6g/日未満）
	理想の目標値	Na 1,500mg/日未満（食塩相当量 3.8g/日未満）
	現在よりも減らす目標値	Na 1,000mg/日低下（食塩相当量 2.5g/日低下）
厚生労働省・食事摂取基準（2020 年）	一般成人（推定平均必要量）	Na 600mg/日（食塩相当量 1.5g/日）
	一般成人男性（目標量）	食塩 7.5g/日未満
	一般成人女性（目標量）	食塩 6.5g/日未満
日本高血圧学会・高血圧治療ガイドライン（2019 年）	高血圧者（減塩目標）	食塩 6g/日未満

かかわらず，16 歳以上のすべての成人（妊婦および授乳中の女性を含む．一部の患者を除く）を対象としている．WHO は同年にはじめてカリウム（K）摂取量に関する勧告を発表するとともに，Na/K 摂取比の至適レベルについてほぼ 1：1（単位は mmol/mmol）とし，これが健康への好影響をもたらすとした．

3．日本における食塩摂取量の目標値

　表 2 に示すように 1975（昭和 50）年までの日本では，食塩摂取量については「所要量」として示されており，15 g/日を超える量が必要な量とされてきた．しかし 1979（昭和 54）年に「適正摂取量」としてはじめて上限が示され，10 g/日以下とされた（表 3）．1984（昭和 59）年以後は「目標摂取量」10 g/日以下とされ，2004（平成 16）年以後は食事摂取基準により「摂取目標量」として成人における上限が設定され，以後 5 年ごとの改定で徐々に低い目標量に修正されてきた．

　日本の一般国民を対象とした食事摂取基準（2020 年版）では，成人において今後 5 年間に達成したい目標量として男性 7.5 g/日未満，女性 6.5 g/日未満が設定される[10]．WHO ガイドライン

表2　日本の食塩摂取量の基準値の変遷（1）

改定年	名称		基準値
昭和 22 年	所要摂取量	食塩	15g
昭和 27 年	摂取基準量	食塩	成人男性：軽・中労作　15g 　　　　　強・重労作　20g 　　　　　激労作　25g
			成人女性：軽・中労作　15g 　　　　　強・重労作　20g
昭和 34 年	栄養所要量	食塩	成人男性：非常に軽い・軽い　15g 　　　　　中・重い・非常に重い　20g
			成人女性：非常に軽い・軽い　15g 　　　　　中・重い　20g
昭和 44 年	栄養所要量	塩化ナトリウム	成人男女：15g （労作が重い人：20g）
昭和 50 年	設定されず（一定の数値で示すと誤解されるおそれ）		

表3　日本の食塩摂取量の基準値の変遷（2）

年	食塩摂取量	策定機関	策定名称	備考
昭和 54 年	10g 以下	公衆衛生審議会	適正摂取量	
昭和 59 年	10g 以下	公衆衛生審議会	目標摂取量	第三次改定
平成元年	10g 以下	公衆衛生審議会	目標摂取量	第四次改定
平成 6 年	10g 以下	公衆衛生審議会	目標摂取量	第五次改定
平成 11 年	10g 以下	公衆衛生審議会	目標摂取量	第六次改定
平成 16 年	男性 10.0g 未満 女性 8.0g 未満	策定検討会	摂取目標量	「日本人の食事摂取基準」2005 年版
平成 21 年	男性 9.0g 未満 女性 7.5g 未満	策定検討会	摂取目標量	「日本人の食事摂取基準」2010 年版
平成 26 年	男性 8.0g 未満 女性 7.0g 未満	策定検討会	摂取目標量	「日本人の食事摂取基準」2015 年版
令和元年	男性 7.5g 未満 女性 6.5g 未満	策定検討会	摂取目標量	「日本人の食事摂取基準」2020 年版

2. 食塩摂取量の現状と減塩目標値

表4 Naの食事摂取基準（mg/日，カッコ内は食塩相当量［g/日］）
（日本人の食事摂取基準2020年版）

性別	男性			女性		
年齢など	推定平均必要量	目安量	目標量	推定平均必要量	目安量	目標量
0〜5（月）	−	100（0.3）	−	−	100（0.3）	−
6〜11（月）	−	600（1.5）	−	−	600（1.5）	−
1〜2（歳）	−	−	（3.0未満）	−	−	（3.0未満）
3〜5（歳）	−	−	（3.5未満）	−	−	（3.5未満）
6〜7（歳）	−	−	（4.5未満）	−	−	（4.5未満）
8〜9（歳）	−	−	（5.0未満）	−	−	（5.0未満）
10〜11（歳）	−	−	（6.0未満）	−	−	（6.0未満）
12〜14（歳）	−	−	（7.0未満）	−	−	（6.5未満）
15〜17（歳）	−	−	（7.5未満）	−	−	（6.5未満）
18〜29（歳）	600（1.5）	−	（7.5未満）	600（1.5）	−	（6.5未満）
30〜49（歳）	600（1.5）	−	（7.5未満）	600（1.5）	−	（6.5未満）
50〜64（歳）	600（1.5）	−	（7.5未満）	600（1.5）	−	（6.5未満）
65〜74（歳）	600（1.5）	−	（7.5未満）	600（1.5）	−	（6.5未満）
75以上（歳）	600（1.5）	−	（7.5未満）	600（1.5）	−	（6.5未満）
妊婦				600（1.5）	−	（6.5未満）
授乳婦				600（1.5）	−	（6.5未満）

（厚生労働省．日本人の食事摂取基準（2020年版）策定検討会資料[10]より引用）

が推奨する5g/日未満は現在の日本人の摂取量の分布の下方5パーセンタイル値付近に該当し，習慣的摂取量として5g/日未満の国民は極めてまれと推定されているため，日本の目標量に設定するのはいまだ現実的ではない．そこで平成28年国民健康・栄養調査における食塩摂取量中央値とWHOガイドラインの目標量との中間値をとって，その値未満として設定されたものである．小児についてはWHOガイドラインの成人の目標値を小児の推定エネルギー必要量で外挿した値を使って，成人と同様の方法で目標値を算定している（表4）.

　一方，高血圧者における食塩摂取量の目標値は日本高血圧学会がガイドラインにおいて策定してきた．高血圧治療ガイドラインにおける2000年の初版では高血圧患者における食塩制限目標値を7g/日未満としたが，以後の科学的エビデンスおよび世界の食塩制限の目標値を勘案して，2004年版以降2019年版までは目標値を6g/日未満に設定している[15]（表1）.

おわりに

　世界および日本の食塩摂取量と減塩目標値について解説した．人類は文明化とともに多量の食塩を摂取するようになり，また，食品保存や食文化などの影響もあり日本および東アジアの食塩摂取は国際的にみてかなり高い．そのようななかで，世界の減塩目標はより低いレベルに設定されつつある．日本の目標値は国際的にみるとなお高めに設定されているが，高血圧者のみならず国民全体で食塩摂取量を減らす努力を更に続けていく必要がある．

用語解説

【食事摂取基準】

　国では，戦後，「栄養所要量」を策定してきたが，2005年から「食事摂取基準」の概念を全面的に導入した．食事摂取基準は，国民の健康の保持・増進を図るうえで摂取することが望ましいエネルギーと栄養素の量の基準を示すものである[10]．エネルギーの指標ではエネルギー摂取の過不足の回避を目的とする指標を設定している．栄養素の指標は，3つの目的からなる5つの指標で構成されている（図6）．すなわち，摂取不足の回避を目的とするもの（3指標），過剰摂取による健康障害の回避を目的とするもの（1指標），および生活習慣病の予防を目的とするもの（1指標）である．以下に栄養素に関する5指標を簡潔に説明する．

①推定平均必要量（estimated average requirement：EAR）：ある集団における必要量の平均値の推定値である．つまり，集団に属する50％の人が必要量を満たすと推定される摂取量である．

②推奨量（recommended dietary allowance：RDA）：ある集団に属するほとんどの人（97〜98％）が充足している量である．推定平均必要量が与えられる栄養素に対して設定され，推定平均必要量を用いて算出される．

③目安量（adequate intake：AI）：集団における，ある一定の栄養状態を維持するのに十分な量である．十分な科学的根拠が得られず「推定平均必要量」が算定できない場合に算定する．集団において不足状態を示す人がほとんど観察されない量である．

④耐容上限量（tolerable upper intake level：UL）：健康障害をもたらすリスクがないとみなされる習慣的な摂取量の上限である．これを超えて摂取すると，過剰摂取によって生じる潜在的な健康障害のリスクが高まる．

⑤目標量（dietary goal：DG）：生活習慣病の予防を目的として，疾患のリスクや，その代理指標となる生体指標の値が低くなると考えられる栄養状態が達成できる量であり，現在の日本人が当面の目標とすべき摂取量である．疫学研究によって得られた知見を中心とし，実験栄養学的な研究による知見を加味して策定される．

　Na（食塩）に関しては，推定平均必要量（成人），目安量（乳児），および高血圧や循環器疾患の予防を目的とした目標量（1歳以上）が策定されている（表4）．

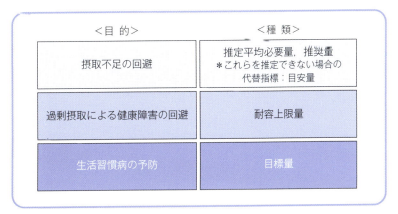

図6　栄養素の指標の目的と種類
（厚生労働省．日本人の食事摂取基準（2020年版）策定検討会資料[10] より引用）

文献

1) Eaton SB, Konner M. Paleolithic nutrition. N Engl J Med 1985; **312**: 283-288
2) de Wardener HE, MacGregor GA. Sodium and blood pressure. Curr Opin Cardiol 2002; **17:** 360-367
3) Intersalt Cooperative Research Group. Intersalt: an international study of electrolyte excretion and blood pressure. Results for 24 hour urinary sodium and potassium excretion. BMJ 1988; **297**: 319-328
4) Powles J, et al. Global, regional and national sodium intakes in 1990 and 2010: a systematic analysis of 24 h urinary sodium excretion and dietary surveys worldwide. BMJ Open 2013; **3**: e003733
5) Takahashi E, et al. The geographic distribution of cerebral hemorrhage and hypertension in Japan. Hum Biol 1957; **29**: 139-166
6) Stamler J, et al. INTERMAP: background, aims, design, methods, and descriptive statistics (nondietary). J Hum Hypertens 2003; **17**: 591-608
7) Stamler J, et al. INTERMAP appendix tables. J Hum Hypertens 2003; **17**: 665-775
8) Asakura K, et al. Estimation of sodium and potassium intakes assessed by two 24 h urine collections in healthy Japanese adults: a nationwide study. Br J Nutr 2014; **112**: 1195-1205
9) Anderson CM, et al. Dietary sources of sodium in Japan, People's Republic of China, United Kingdom, and United States: the INTERMAP Study. J Am Diet Assoc 2010; **110**: 736-745
10) 厚生労働省. 日本人の食事摂取基準（2020 年版）策定検討会資料
https://www.mhlw.go.jp/content/10901000/000491509.pdf［2019 年 4 月 15 日閲覧］
11) Sacks FM, et al. Effects on blood pressure of reduced dietary sodium and the dietary approach to stop hypertension (DASH) diet. N Engl J Med 2001; **344**: 3-10
12) Institute of Medicine. Dietary Reference Intakes for Water, Potassium, Sodium, Chloride, and Sulfate, The National Academies Press, 2005
13) Eckel RH, et al. 2013 AHA/ACC Guideline on Lifestyle Management to Reduce Cardiovascular Risk. A Report of the American College of Cardiology/American Heart Association Task Force on Practice Guidelines. Circulation 2013; 01.cir.0000437740.48606.d1
14) WHO. Guideline: Sodium Intake for Adults and Children, World Health Organization (WHO), 2012
15) 日本高血圧学会高血圧治療ガイドライン作成委員会（編）. 高血圧治療ガイドライン 2019. 日本高血圧学会, 2019

3. 食塩摂取量の評価法と応用

Summary

　高血圧患者に対する生活習慣修正指導項目のなかでも減塩が最も重要であることはいうまでもなく，降圧薬服用の有無にかかわらず指導すべきである．減塩に対する個人の意識は必ずしも実際の減塩にはつながっていないことから，減塩指導にあたっては，対象者の食塩摂取量を評価することが不可欠である．食塩摂取量の評価法は，食事内容の評価と尿中ナトリウム（Na）の測定による評価に大別される．各方法にはそれぞれ利点と欠点があり，信頼性と簡便性を兼ね備えた方法はないが，対象者や実施施設の環境に応じた評価法を選択することが推奨される．高血圧管理においては，以下のいずれかの方法で食塩摂取量の評価を行うことが望ましい．

①高血圧専門施設においては，24時間蓄尿によるNa排泄量の測定，または管理栄養士による食事内容の調査を行うことが勧められる．

②一般医療施設においては，起床後第2尿または随時尿を用いてNa，クレアチニン（Cr）を測定し，24時間Cr排泄量推定式を含む計算式を用いて，24時間Na排泄量の推定値を算出することが勧められる．随時尿中Na/Cr比を用いてgCrあたりのNa排泄量により推定する方法は信頼性に劣るが最も簡便である．簡易な質問票を用いた調査を併用し，対象者に応じた具体的な減塩手法を提案することが望ましい．

③夜間尿から計算式を内蔵した電子式食塩センサーにより1日食塩排泄量を推定する方法は，信頼性は高くないが患者自身で簡便に測定できることから，日々の食塩摂取量のモニタリングと減塩に対する意識の強化に有用である．

はじめに

　食塩の過剰摂取が高血圧と関連することは，多くの疫学的研究や臨床研究，実験的研究で明らかにされてきた．また食塩の過剰摂取は高血圧のみならず，脳卒中や腎障害，胃癌など様々な疾患のリスクとなることから，減塩は高血圧患者のみならず国民全体で取り組む必要がある．日本人における食塩摂取量は，諸外国に比し依然として多く，平成29年の国民健康・栄養調査における男性の平均は10.8g/日，女性は9.1g/日であった[1]．厚生労働省による「日本人の食事摂取基準（2020年版）」では，食塩摂取量の目標量を男性で7.5g/日未満，女性で6.5g/日未満と提唱しており[2]，目標達成には国民レベルでの減塩推進が必要である．一方，高血圧患者の減塩目標値について，日本高血圧学会による高血圧治療ガイドライン（JSH2019）では6g/日未満を提唱しているが[3]，目標の達成率は極めて低いのが現状である[4]．本項では，減塩指導に不可欠な食塩摂取量の評価法の種類や特徴について述べるとともに，診療や健診，保健指導など様々な場面における応用について解説する．

3. 食塩摂取量の評価法と応用

A 食塩摂取量評価の意義

　高血圧に対する生活習慣修正のなかでも減塩が重要であることは，広く認識されているが，減塩の意識の有無による実際の24時間尿中食塩排泄量の差はわずかであり，「薄味を心がけている」など主観的減塩の意識は必ずしも実際の減塩につながっていないことが報告されている（図1）[5]．このことは，減塩指導を行う場合，個人の食塩摂取量を評価することが不可欠であることを意味している．食塩摂取量の評価を行ったうえで，目標達成を目指した具体的な指導を行い，その効果判定を行うことではじめて実効的な減塩指導といえる．

　食塩摂取量の評価法については，高血圧診療，臨床研究，疫学研究の場や健診，保健指導の場など環境に応じて様々な手法が用いられているが，概して信頼性の高い評価法は簡便でなく実施が困難である．一方，簡便な評価法は信頼度に劣るため，繰り返し評価を行うことや，複数の評価法を組み合わせるなど工夫が必要である．食塩過剰摂取のリスクを説明して減塩に対する意識づけを行うとともに，何らかの方法で対象者の食塩摂取量を評価することが減塩指導の出発点となる．

B 食塩摂取量の評価法

　食塩摂取量の評価は，食事内容の評価と尿中Na排泄量の測定に大別されるが，いずれの手法でも簡便な方法は信頼度に劣ることが問題である（表1）．また摂取した食塩がすべて尿中に排泄されるわけではなく，10～20%程度は消化管や汗などで喪失されることから，通常尿中排泄量は実際の摂取量より低値を示すことに留意する必要がある．高血圧において重要なのはNaであるが，そのほとんどは食塩（塩化ナトリウム：NaCl）として摂取される．食塩1gはNa 17mmol（17mEq）に相当し，食塩6gはNa約100mmolとなる．健康増進法では，食品の栄養成分に関してNaで表示するよう定めているが，実際の食塩量はその2.54倍となる（Na 400mgが食塩約1gとなる）ので注意が必要である．日本高血圧学会減塩委員会は，55の関連する学会や職能団体の賛同を得て食品の栄養成分表示の義務化と「Na量」の表示を「食塩相当量」の表示とするよう，消費者庁や関係省庁に要望書を提出し，働きかけてきた．その結果，2015年3月に食品表示基準が制定され，2020年までに原則として，「Na」は「食塩相当量」で表示されることとなった．

1. 食事内容からの評価

a) 陰膳法

　摂取する食事を1人分余計に準備し（陰膳），この食事のNa含有量を科学的に分析して，1日の摂取量を求めるもので，精密に行われれば信頼性は極めて高い．病院食や臨床研究における試験食はこの方法によって精度確認を行うことがあるが，サンプルの処理に一定の手間を要すること，その分析に比較的高額な費用が必要であることから，長期間に及ぶ調査や大規模な取り組みには適さない．

b) 食事記録法（秤量法，非秤量法）

　秤，計量カップ，計量スプーンなどを使って，実際摂取する食品の重量，容積を科学的単位で測定記載，または容器に記載されている値を記録し，食品成分表を用いて食塩摂取量を算出するもので食事調査法のなかでは信頼度が高い．しかし，管理栄養士による聞き取りや算定に

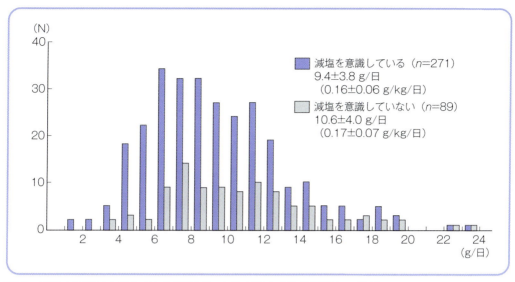

図1 減塩の意識の有無と24時間蓄尿による実際の食塩排泄量との関係
(Ohta Y, et al. Hypertens Res 2004; 27: 243-246 [5] を参考に作成)

表1 食塩摂取量の評価法

評価法	信頼性	簡便性
食事内容の評価		
陰膳法	◎	×
食事記録法（秤量法，非秤量法）	◎*	×
24時間思い出し法	◎*	△
食物摂取頻度調査，食事歴法	○	○
塩分計による評価	×	◎
尿Na排泄量の測定による評価		
24時間蓄尿	◎	×
夜間尿	○	△
起床後第2尿	○	△
随時尿	△（○**）	○
試験紙や塩分計による評価	×（△***）	◎

◎：優れる，○：やや優れる，△：やや劣る，×：劣る
*：調査手法の標準化と適切な精度管理が確保できた場合
**：1日Cr排泄量を推定する計算式を用いる場合
***：計算式を内蔵した塩分計を用いる場合

要する手間が大きいことから，長期間の食塩摂取量を評価するのが困難であるなどの短所がある．減塩指導の効果を検証するような長期の介入試験や日常診療の場で頻回に用いることには必ずしも適していない．

c）24時間思い出し法

　各個人が前日もしくは過去24時間に摂取した食品や料理を，調査員がすべて聞き取り，食品成分表を用いて食塩摂取量を算出するものである．調査員に対する適切なトレーニングと調査手法の標準化や精度管理が確保できれば，得られるNa値は実際の分析値に近く，24時間蓄尿

3. 食塩摂取量の評価法と応用

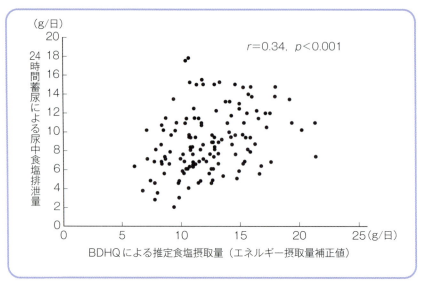

図2 高血圧患者における簡易型自記式食事歴法質問票（BDHQ）と24時間蓄尿による尿中食塩排泄量との関係
(Sakata S, et al. Hypertens Res 2015; 38: 560-563 [8]) を参考に作成)

のNa排泄量とも良好な相関が得られることが示されている[6].

d）食物摂取頻度調査，食事歴法

摂取頻度の高い食品を列挙した質問票を準備し，過去1ヵ月間など一定期間の摂取頻度と1回摂取目安量を自記式あるいは聞き取りで調査する方法である．食事記録法や24時間思い出し法に比し，簡便ではあるが，食塩摂取量の評価においては限界があること，食習慣が大きく異なる集団では同じ質問票が使えないことなどの短所がある．1ヵ月間の食事内容について質問票により調査する半定量式のDHQ（自記式食事歴法質問票：self-administered diet history questionnaire）およびそれを簡略化した固定量式のBDHQ（簡易型自記式食事歴法質問票：brief-type self-administered diet history questionnaire）を用いた食塩摂取量の評価も24時間蓄尿や食事記録による評価と一定の相関が得られることが報告されており，減塩指導のツールとして有用と考えられる[7]．筆者らが，136名の高血圧患者を対象としてBDHQによる推定食塩摂取量と24時間蓄尿による尿中食塩排泄量の関係を検討した成績を図2に示す[8]．両者の間には$r=0.34$と弱いながら有意な相関を認めている．

筆者らは，より簡便に使用できる食事調査法として「あなたの塩分チェックシート」を作成した（図3）[9]．高血圧患者51名を含む一般住民140名を対象として塩分チェックシートの得点と24時間蓄尿による尿中食塩排泄量を検討した検討では，両者の間に$r=0.27$と弱いながら有意な相関を認めた（図4）[10]．この評価法は，食塩摂取量を推定する目的では信頼度が低いので後述の尿中Na測定を合わせて評価し，減塩指導につながる具体的な項目を検出する目的で使用することが望ましい．

e）塩分計による評価

摂取する液体食品の食塩濃度を塩分計で測定することは自宅でも簡便にできるが，食品の摂取量を合わせて評価しない限り食塩摂取量の評価は困難である．しかし，味噌汁などの塩分濃度の測定に用いて，減塩の動機づけを強めるなど減塩に対する意識の強化・維持には利用可能である．

あなたの塩分チェックシート　　　　　　　　　　　　　　　　No.＿＿＿＿＿

＿＿＿＿年＿＿月＿＿日　年齢＿＿＿歳　性別：男　女

当てはまるものに〇をつけ, 最後に合計点を計算してください.

これらの食品を食べる頻度		3点	2点	1点	0点
	みそ汁, スープなど	1日2杯以上	1日1杯くらい	2～3回/週	あまり食べない
	つけ物, 梅干しなど	1日2回以上	1日1回くらい	2～3回/週	あまり食べない
	ちくわ, かまぼこなどの練り製品		よく食べる	2～3回/週	あまり食べない
	あじの開き, みりん干し, 塩鮭など		よく食べる	2～3回/週	あまり食べない
	ハムやソーセージ		よく食べる	2～3回/週	あまり食べない
	うどん, ラーメンなどの麺類	ほぼ毎日	2～3回/週	1回/週以下	食べない
	せんべい, おかき, ポテトチップスなど		よく食べる	2～3回/週	あまり食べない
しょうゆやソースなどをかける頻度は？		よくかける（ほぼ毎食）	毎日1回はかける	時々かける	ほとんどかけない
うどん, ラーメンなどの汁を飲みますか？		全て飲む	半分くらい飲む	少し飲む	ほとんど飲まない
昼食で外食やコンビニ弁当などを利用しますか？		ほぼ毎日	3回/週くらい	1回/週くらい	利用しない
夕食で外食やお惣菜などを利用しますか？		ほぼ毎日	3回/週くらい	1回/週くらい	利用しない
家庭の味付けは外食と比べていかがですか？		濃い	同じ		薄い
食事の量は多いと思いますか？		人より多め		普通	人より少なめ

〇をつけた個数　3点×＿＿個　2点×＿＿個　1点×＿＿個　0点×＿＿個

小計　＿＿点　＿＿点　＿＿点　＿＿点

合計点　　　　　　　　　　　　　0点

チェック	合計点	評価
	0～8	食塩はあまりとっていないと考えられます. 引き続き減塩をしましょう.
	9～13	食塩摂取量は平均的と考えられます. 減塩に向けてもう少し頑張りましょう.
	14～19	食塩摂取量は多めと考えられます. 食生活のなかで減塩の工夫が必要です.
	20以上	食塩摂取量はかなり多いと考えられます. 基本的な食生活の見直しが必要です

図3　食塩摂取の簡便な評価として用いられる塩分チェックシート

（土橋卓也ほか. 血圧 2013; 20: 1239-1243 [9] を参考に作成）

2. 尿中 Na 排泄量の測定

a）24 時間蓄尿

24 時間蓄尿により測定した Na 排泄量は, 食塩摂取量のすべての評価法のなかで最も信頼度が高く, Intersalt などの疫学研究や臨床研究で用いられている [11]. 全尿蓄尿と分割採尿器（ユリンメート P™）を用いた方法があり, 後者のほうが操作は面倒であるものの, 外出時や病院への持参が容易であることが利点といえる. 図5 に高血圧患者 1,671 名を対象に平均 3.7 回の 24 時間蓄尿を施行した, のべ 6,137 名の尿中食塩排泄量を示す [4]. 24 時間尿中食塩排泄量の平均は男性 10.0 g/日, 女性 8.2 g/日であり, ガイドラインが提唱する 6 g/日未満の達成率は男性 13.2％,

3. 食塩摂取量の評価法と応用

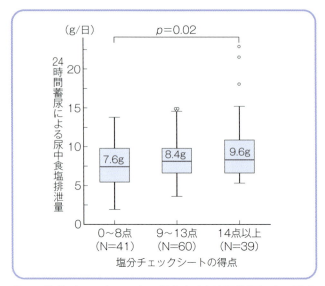

図4 塩分チェックシートの得点と24時間蓄尿による尿中食塩排泄量との関係
(Yasutake K, et al. Hypertens Res 2016; 39: 879-885 [10]) を参考に作成)

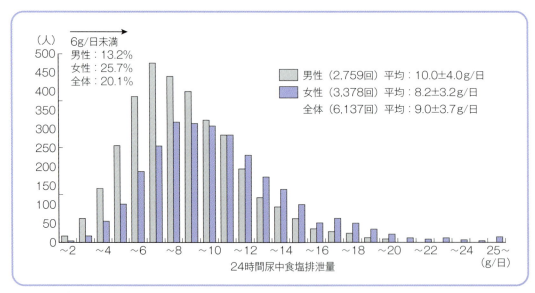

図5 24時間蓄尿により評価した高血圧患者の尿中食塩排泄量
(鬼木秀幸ほか. 血圧 2013; 20: 626-629 [4]) を参考に作成)

女性25.7%であった.

24時間蓄尿による評価は,食塩摂取量を評価するうえでのgold standardといえるが,①簡便でなく,反復した評価が困難であること,②24時間Cr排泄量の評価などにより蓄尿の妥当性を評価する必要があること,③蓄尿を実施することが対象者の食事内容や行動に影響を与える可能性があり,必ずしも1回の測定が日常の食生活を反映しているとは限らないこと,などの

制約があることを理解しておく必要がある．また前述のように摂取されたNaの一部は便や汗で喪失されることから，24時間尿中Na排泄量から求めた食塩摂取量は実際の摂取量より0.5～3g程度少なくなることにも留意が必要である[12]．

b）夜間尿

夜間尿の蓄尿，あるいは夜間尿からなる早朝尿を用いたNa排泄量の測定は，24時間蓄尿より簡便である．夜間尿と24時間尿のNa排泄量はよく相関することが示されているが，Na排泄量には日内変動があり，夜間は日中より20％ほど少ないことから[13]，より正確な推定にはlean body massから24時間Cr排泄量の推定値を算出し，これを用いて夜間尿のNaとCrから24時間Na排泄量を推定する手法が必要である[14]．

8時間相当の夜間尿を用い，内蔵した計算式により24時間推定食塩排泄量を推定する減塩モニタが自己測定可能な方法として臨床応用されている[15]．筆者らは，高血圧患者において，減塩モニタを用いて自己測定した30日分の食塩排泄量平均値が5回の24時間蓄尿で測定した食塩排泄量平均値と有意に相関することを報告している（図6）[16]．同様に健常人を対象として24時間蓄尿との比較を行った検討でも本法の有用性が示唆されている[17]．ただ，本法による測定値の信頼度は必ずしも高くなく，特に低塩域の値が過大評価されるため，6g/日未満の減塩ができている人でもそれ以上の値が出やすいことに注意が必要である．しかし，日々の食塩摂取量の推移を自宅でモニタリングできることが利点といえ，測定値の信頼度が高くないことを踏まえたうえで減塩についての動機づけや維持の目的で使用することが望ましい．

c）起床後第2尿

起床後2回目（起床後4時間以内で朝食摂取前）の尿を用いて，Na，Cr濃度を測定し，性，身長，体重，年齢より推定した24時間尿中Cr排泄量を用いた計算式により24時間尿中Na排泄量を推定する方法が報告されている（図7）[18]．この方法は，後述の随時尿を用いた推定より信頼性が高く，特に起床後に座位ないし立位を保つという姿勢条件を加えることによって24時間蓄尿との相関が高まり，1日食塩摂取量の数値も24時間蓄尿による数値とほぼ合致する[19]．午

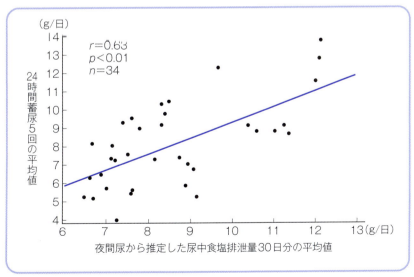

図6 夜間尿から推定した食塩排泄量（30日平均値）と5回の24時間蓄尿の平均値の関係

(Ohta Y, et al. Clin Exp Hypertens 2009; 31: 690-697 [16]を参考に作成)

3. 食塩摂取量の評価法と応用

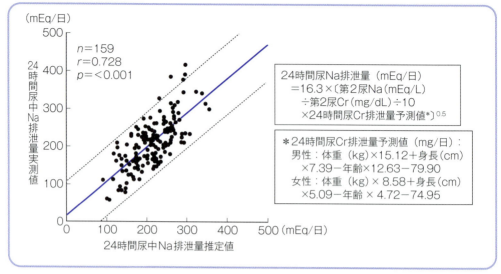

図7 起床後第2尿を用いた食塩排泄量の推定
(Kawasaki T, et al. Clin Exp Pharmacol Physiol 1993; 20: 7-14 [18] を参考に作成)

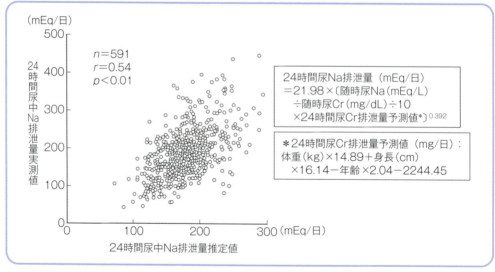

図8 随時尿を用いた食塩排泄量の推定
(Tanaka T, et al. J Hum Hypertens 2002; 16: 97-103 [20] を参考に作成)

前中，早い時間の受診あるいは自宅での採尿が可能な者に対する評価法としては有用と考えられる．最近，スポット尿からこのKawasaki法を用いて推定した1日食塩排泄量と血圧や心血管病など予後との関係を検討した観察研究が海外から発表されているが，この方法では低値域は過大評価，高値域は過小評価することも示唆されている．次に述べる随時尿を用いた推定法も同様であるが，集団間の比較や経時変化の評価には有用であっても，特定の個人の測定値の信頼度は，必ずしも高くないことを念頭に置いて利用する必要がある．

d) 随時尿

採尿時間に制約を設けない随時尿を用いた推定には，Intersaltに参加した日本人のデータベースを用いて作成された推定式が用いられる（図8）[20]．24時間尿中Cr排泄量推定値を含む計算式

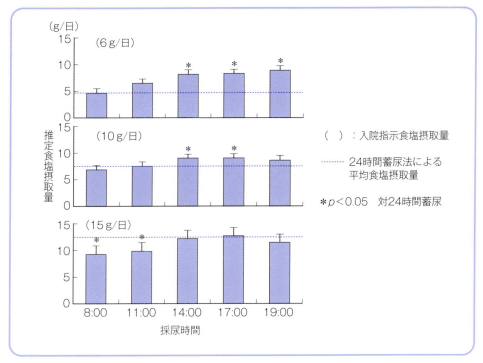

図9 食塩摂取量別の採尿時間と推定食塩摂取量の関係
(Kawamura M, et al. Hypertens Res 2012; 35: 611-616 [21] を参考に作成)

で求めた24時間尿中Na排泄量推定値は実測によるNa排泄量と比較的良好な相関が得られ，何よりも簡便であることが利点であるが，前述のように尿中Na排泄には日内変動があることや食事の影響が避けられないことより，採尿時間や摂取食塩量の状況によって推定値と実測値の関係が変化する（図9）[21]．したがって，この手法による24時間尿中Na排泄量の推定値の信頼度には限界があることを理解したうえで，同じ採尿条件で評価し，減塩指導の効果判定に用いるなど，工夫した利用が望ましい．

同様に，随時尿のNaとCrからgCrあたりのNa排泄量を求め，1日のNa摂取量を推定する方法も，信頼性は高くないが，簡便であるので，減塩の動機づけや指導強化の指標として臨床的に用いることが可能である．

e）試験紙，塩分計

随時尿や早朝尿の食塩濃度について塩素（Cl）濃度を試験紙や電子式の塩分計を用いて検出することにより測定し，摂取量を推計する方法は最も簡便である[22]．自己測定可能であるが，定量性や信頼性は低いため，利用は減塩に対する意識の強化程度にとどまる．

C 実践の場における各評価法の応用

これまで述べてきたように，食塩摂取量の評価には多くの手法があるが，高い信頼度と簡便性を兼ね備えた方法はないことから，評価の目的や対象，実施施設の環境に応じて適した方法を選択する必要がある．食事記録法や24時間蓄尿による尿中Na排泄量の評価は最も信頼度の高い手法ではあるが，ある特定日の摂取量を評価しているに過ぎず，日々変動する食塩摂取量

3. 食塩摂取量の評価法と応用

表2 食塩摂取量評価法の位置づけ

実施者	評価法	位置づけ
高血圧専門施設	・24時間蓄尿によるNa排泄量測定 ・管理栄養士による秤量あるいは24時間思い出し法食事調査	・信頼性は高く望ましい方法であるが，煩雑である． ・患者の協力や施設の能力があれば推奨される
一般医療施設	・起床後第2尿，随時尿でのNa, Cr測定，食物摂取頻度調査，食事歴法（24時間尿Cr排泄量推定値を含む計算式による推定）	・信頼性はやや低いが，簡便であり，実際的な評価法として推奨される
患者本人	・夜間尿での計算式を内蔵した電子式食塩センサーによる推定	・信頼性は低いが，簡便で患者本人が測定できることから動機づけやその維持を目的とした使用が推奨される

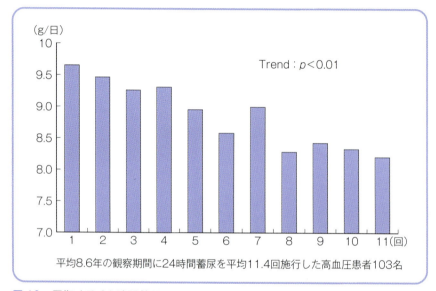

図10 反復する24時間蓄尿により測定した食塩排泄量の推移
(Ohta Y, et al. Clin Exp Hypertens 2010; 32: 234-238 [23] を参考に作成)

を必ずしも反映していない可能性がある．逆にスポット尿による推定や，早朝尿（夜間尿）を用いた自己測定は，信頼度は劣るが，反復して測定できるのが利点であり，個人の食塩摂取量のトレンドを評価するのに適している．また，尿中Na排泄量は秤量法などで求めた実際の摂取量より低値となることも念頭に置く必要がある．

高血圧管理における食塩摂取量の評価法と位置づけを表2に示す．

1. 高血圧専門施設

高血圧専門医および管理栄養士がいる施設においては，24時間蓄尿による尿中Na排泄量測定あるいは管理栄養士による秤量法や質問票を用いた評価が最も信頼性が高く望ましい．ただ，24時間蓄尿で評価する場合は，蓄尿自体の妥当性について，24時間尿中Cr排泄量の測定などにより検証する必要がある．図10に示すように24時間蓄尿による尿中Na排泄量の測定と栄養指導を繰り返すことにより高血圧患者の食塩排泄量の低下が確認できる[23]．ただ，これらの

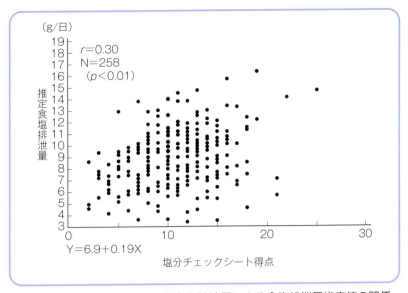

図11　塩分チェックシートの得点と随時尿による食塩排泄量推定値の関係
X＝塩分チェックシート得点，Y＝食塩排泄量推定値
(土橋卓也ほか．血圧 2013; 20: 1239-1243 [9]）を参考に作成）

手法は頻回に実施することが困難であることから，後述のスポット尿や夜間尿を用いた測定などより簡便な方法による評価を併用することも考慮する．

2．一般医療施設

　蓄尿の実施や管理栄養士による調査が困難な施設や健診機関などにおいては，スポット尿を用いた評価が簡便で実践しやすい．採尿条件が限定できれば起床後第2尿を用いた評価（図7）が望ましいが，条件設定が困難な場合は随時尿を用いた評価（図8）でもよい．特に高血圧患者を対象として減塩指導の効果判定に用いる場合は，採尿条件を一定にして測定することが有用である．図11に示すように塩分チェックシートによる調査と随時尿による推定尿中食塩排泄量を測定することによって「食塩摂取量の推定値」を提示し「どの食品群の摂取あるいは食行動が食塩の過剰摂取に関連しているか」を具体的に示すことが可能となり，対象者に応じた具体的減塩指導が実践できる．

　随時尿のNa/Cr比によるNa排泄量の推定も信頼性は低いが，簡便な手法である．日本人の1日Cr排泄量を約1g（10mmol）と仮定し，gCrあたりのNa排泄量が100mmol（100mEq）であれば食塩6g程度と推定され，食塩摂取量のスクリーニングや減塩指導の参考になる．ただ，尿中Cr排泄量は年齢，性，体格で異なるので，Na/Cr比から推定したNa排泄量は小柄な女性では過大評価を，大柄な男性では過小評価をする傾向になることに留意が必要である．

3．患者本人

　夜間尿から計算式を内蔵した電子式食塩センサーにより1日食塩排泄量を推定する方法は，信頼性は低いが患者自身で簡便に測定できることから，日々の食塩摂取量のモニタリングと減塩に対する意識の強化に利用できる．試験紙を用いて早朝尿や随時尿の食塩濃度を測定する方法は最も簡便であるが，定量性に欠けるため，絶対値の評価や減塩指導の効果判定などに用い

るのは困難である．同様に，食品中の食塩濃度を試験紙や塩分計で測定することも減塩指導の
ツールとして使用可能であるが，食塩摂取量の推定に用いることは困難である．

おわりに

食塩摂取量の評価法とその応用について解説した．それぞれの手法の利点，欠点を理解し，
対象者の特徴と施設で実施可能な手法を考慮したうえで評価法を選択すること，時に異なる方
法を用いて整合性を確認することなどを行いながら減塩指導の効果を検証することが重要であ
る．

用語解説

【塩分チェックシート】

高塩分食品 7 項目，食行動 4 項目，食意識 2 項目，計 13 項目 35 点満点で評価する調査票．数
分で記入可能であることから，一般医療施設のみならず，健診施設や住民への啓発イベントなどで
も使用可能である．たとえば，自宅で和食中心の食事をする高齢者では，「味噌汁，スープなど」
「つけ物，梅干しなど」の摂取頻度が高くなりがちであり，中高年者では「外食，弁当，惣菜の利
用」「食事の量」などが高スコアとなりやすい．このシートを用いることによって指導対象者の食
生活における減塩指導のポイントを明確にすることが可能である．

文献

1) 厚生労働省．平成 29 年国民健康・栄養調査結果の概要．2018: p.20
https://www.mhlw.go.jp/content/10904750/000351576.pdf［2019 年 4 月 15 日閲覧］
2) 厚生労働省．日本人の食事摂取基準（2020 年版）策定検討会資料
https://www.mhlw.go.jp/content/10901000/000491509.pdf［2019 年 4 月 15 日閲覧］
3) 日本高血圧学会高血圧治療ガイドライン作成委員会（編）．高血圧治療ガイドライン 2019，日本高血圧学
会．2019
4) 鬼木秀幸ほか．高血圧患者における食塩摂取量の時代的推移と減塩指導効果．血圧 2013; **20**: 626-629
5) Ohta Y, et al. Relationship between the awareness of salt restriction and the actual salt intake in hyperten-
sive patients. Hypertens Res 2004; **27**: 243-246
6) Yoshita K, et al. A validation study on food composition tables for the international cooperative
INTERMAP study in Japan. Environ Health Prev Med 2005; **10**: 150-156
7) Kobayashi S, et al. Both comprehensive and brief self-administered diet history questionnaires satisfactori-
ly rank nutrient intakes in Japanese adults. J Epidemiol 2011; **22**: 151-159
8) Sakata S, et al. Relationship between salt intake as estimated by a brief self-administered diet-history ques-
tionnaire (BDHQ) and 24-h urinary salt excretion in hypertensive patients. Hypertens Res 2015; **38**: 560-
563
9) 土橋卓也ほか．高血圧患者における簡易食事調査票『塩分チェックシート』の妥当性についての検討．血
圧 2013; **20**: 1239-1243
10) Yasutake K, et al. Comparison of a salt check sheet with 24-h urinary salt excretion measurement in local
residents. Hypertens Res 2016; **39**: 879-885
11) Intersalt Cooperative Research Group. Intersalt: an international study of electrolyte excretion and blood
pressure: results for 24 hour urinary sodium and potassium excretion. Br Med J 1998; **297**: 319-328
12) Kuft FC, et al. Estimating dietary sodium intake in individuals receiving a randomly fluctuating intake.
Hypertension 1982; **4**: 805-808
13) Kawano Y, et al. Circadian variations of urinary dopamine, norepinephrine, epinephrine and sodium in
normotensive and hypertensive subjects. Nephron 1990; **55**: 277-282
14) Kamata K, Tochikubo O. Estimation of 24-h urinary sodium excretion using lean body mass and overnight

urine collected by a pipe-sampling method. J Hypertens 2002; **20**: 2192-2197

15) Yamasue K, et al. Self-monitorinng of home blood pressure with estimation of daily salt intake using a new electrical device. J Hum Hypertens 2006; **20**: 593-598

16) Ohta Y, et al. Usefulness of self-monitoring of urinary salt excretion in hypertensive patients. Clin Exp Hypertens 2009; **31**: 690-697

17) Yasutake K, et al. Self-management of salt intake: clinical significance of urinary salt excretion estimated using a self-monitoring device. Hypertens Res 2016; **39**: 127-132

18) Kawasaki T, et al. A simple method for estimating 24 h urinary sodium and potassium excretion from second morning urine specimen in adults. Clin Exp Pharmacol Physiol 1993; **20**: 7-14

19) Kawamura M, et al. The influence of posture on the estimate of daily salt intake by the second morning urine method. Hypertens Res 2010; **33**: 505-510

20) Tanaka T, et al. A simple method to estimate populational 24-h urinary sodium and potassium excretion using a casual urine specimen. J Hum Hypertens 2002; **16**: 97-103

21) Kawamura M, et al. Second morning urine method is superior to the casual urine method for estimating daily salt intake in patients with hypertension. Hypertens Res 2012; **35**: 611-616

22) Luft FC, et al. The efficacy of quantitative and qualitative chloride titrators in the estimation of human salt intake. Klin Woch 1985; **63**: 62-67

23) Ohta Y, et al. Long-term compliance of salt restriction and blood pressure control status in hypertensive outpatients. Clin Exp Hypertens 2010; **32**: 234-238

4. 減塩指導の実際
a 高血圧患者に対する減塩指導

Summary

　高血圧患者に対する生活習慣の修正は，薬物療法の有無にかかわらずすべての患者に実施すべき指導であり，なかでも減塩が最も重要である．減塩指導は，患者の減塩の主観的意識と食塩摂取量を評価することから始める．減塩の主観的意識は食塩摂取量の低下に必ずしも関連していないことから，この乖離の有無を確認することは減塩指導を進めていくうえで重要な情報となる．食塩摂取量の評価法には信頼性と簡便性を併せ持つ方法はないので，減塩指導を受ける患者や指導を実施する医療機関の環境にあった評価法を選択する．高血圧専門施設においては，24時間蓄尿やスポット尿により測定したナトリウム（Na）排泄量（食塩摂取量）と管理栄養士や医療スタッフによる食事内容の調査を併用して減塩指導を実践する．減塩モニタは患者自身で簡便に測定できることから，日常における食塩摂取量のセルフモニタリングに活用できる．主治医は高血圧患者に行う減塩指導のみならず，医療機関の資源と人材を活用した減塩のチーム医療の構築を心がける．

はじめに

　減塩指導は患者の減塩の主観的意識と食塩摂取量を評価することから始める．減塩の主観的意識と実際の食塩摂取量の乖離の有無を確認し，対象者や指導を実施する医療機関の環境にフィットした食塩摂取量の評価法を選択する[1,2]．測定した食塩摂取量と食事内容の調査を併用して減塩指導を実践する．減塩モニタを活用したセルフモニタリングは，対象者の減塩意識の向上と食塩摂取量の低下に有用である[3~5]．主治医は，自身で行う減塩指導のみならず，医療機関の資源と人材を活用して減塩のチーム医療がスムーズに実践できるよう心がける．本項では，高血圧患者に対する減塩指導についてまとめる．

A　減塩の主観的意識と食塩摂取量の評価

　高血圧の予防・改善のために減塩が重要であるとの認識は高いが，患者の減塩の主観的意識は食塩摂取量の低下に必ずしも関連していない[6]．まず，問診やアンケート調査による患者の減塩の主観的意識の確認し，患者の実際の食塩摂取量と比較する．食塩摂取量の評価法にはそれぞれメリットとデメリットがあるので，減塩指導を受ける患者や指導を実施する医療機関の環境にフィットした評価法を選択する[1,2]．

　食事内容からの食塩摂取量の評価のうち，食事記録法，24時間思い出し法が信頼性の高い方

4. 減塩指導の実際

法として推奨されている．一方，食物摂取頻度調査や食事歴法は比較的簡便で，かつ 24 時間蓄尿による Na 排泄量の測定値とも一定の正相関を有することから，食塩摂取量のスクリーニングや減塩指導の効果の評価に用いることができる[1,2]．1 ヵ月間の食事内容を調査する簡易型自記式食事歴法質問票 (brief-type self-administered diet history questionnaire：BDHQ)[7] や食塩過剰摂取に関連すると考えられる食品の摂取頻度や食習慣について短時間で回答可能な項目に限定して作成されている塩分チェックシートを用いた食塩摂取量の評価も 24 時間蓄尿による Na 排泄量と一定の正相関があり[8,9]，かつ食塩などの各栄養素の摂取状況を個別に「見える化」することができるので，減塩指導のツールとして有用である．

尿中 Na 排泄量の評価は，患者本人の申告によるバイアスがない．24 時間蓄尿より測定した Na 排泄量は最も信頼性の高い食塩摂取量の評価法である[1,2]．夜間蓄尿[3]，起床後第 2 尿[10]，随時尿[11] を用いた Na 排泄量の測定は 24 時間蓄尿より簡便である．一般医療機関などにおいては，採尿時間に制約のない随時尿を用いた方法はより簡便である[1,2]．なお，詳細については，「3. 食塩摂取量の評価法と応用」(p.23) を参照されたい．

B 減塩指導の実際

実臨床の現場における減塩指導は，「なぜ，減塩が必要なのか」について気づきを促し，理解させるよう支援する．食塩過剰摂取は，高血圧のみならず，脳卒中，心臓病，腎臓病のリスクとなり，更に胃癌や骨粗鬆症などのリスクも増加させること，国民レベルで減塩に取り組むことにより疾病の予防と医療費の大幅な削減効果が期待できること，減塩は健康長寿と社会保障の向上にために，個人レベルおよび国民レベルで必要であることを理解させるよう支援する．

1. 食事内容と尿中 Na 排泄量の評価の併用

それぞれの医療機関で実施可能な食塩摂取量の評価法を選択する[1,2]．

高血圧専門施設では，管理栄養士による食事内容の聞き取り調査と 24 時間蓄尿よる信頼性の高い食塩摂取量の評価を組み合わせた減塩指導を実施する[1,2]（図 1）．通院中の高血圧患者に対する 24 時間蓄尿を活用した減塩指導の成績を示す．高血圧患者 103 名に対して，平均 8.6 年の診療期間中に 24 時間家庭蓄尿が平均 11.4 回実施された．測定された Na 排泄量をもとに，主治医と管理栄養士による減塩指導が行われた．初回測定の食塩摂取量の平均は 9.6 g/日であったが，最終測定の平均は 8.2 g/日まで有意に低下した．食塩摂取量 6 g/日未満の達成率も 18.5% から 26.2% に改善した．診察室血圧の平均は 145/86 mmHg から 130/69 mmHg まで有意に低下し，140/90 mmHg 未満の達成率が 39.2% から 70.8% まで向上した．24 時間家庭蓄尿から算出した Na 排泄量を活用した減塩指導を繰り返すことにより，食塩摂取量が低下し血圧管理が改善することが示された[12]．Nakano らは，降圧治療中の高血圧患者 101 名を減塩教育の介入群（53 名）と対照群（48 名）に割り付け，管理栄養士による 3 ヵ月間の積極的な減塩教育 (0, 2, 4, 8, 12 週に，各 20 分以上の個別指導を計 5 回実施) が減塩と降圧に有効かについてのランダム化比較試験を行った．食塩摂取量は管理栄養士による食事内容の聞き取り調査と 24 時間蓄尿よる Na 排泄量で評価し，その結果を個別指導に活用した．介入群では，24 時間蓄尿で評価したベースラインの食塩摂取量の平均は 8.6 g/日であったが，介入後 12 週の平均は 6.8 g/日まで有意に低下した．診察室収縮期血圧の平均は 136 mmHg から 132 mmHg まで，家庭血圧の早朝収縮期血圧の平均は 134 mmHg から 130 mmHg まで，24 時間血圧の平均は 134/81 mmHg から 129/79 mmHg まで，それぞれ有意に低下した．一方，対照群の食塩摂取量および血圧は変化し

a. 高血圧患者に対する減塩指導

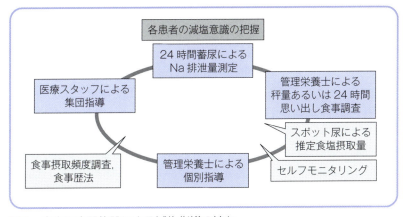

図1　高血圧専門施設による減塩指導の流れ

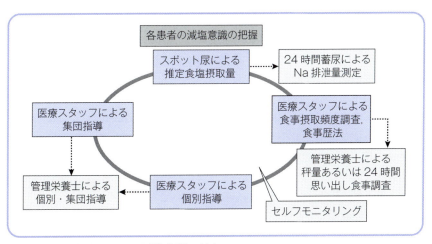

図2　一般医療施設による減塩指導の流れ

なかった．管理栄養士による3ヵ月間の積極的な減塩教育が治療中の高血圧患者の減塩と血圧管理に有効であることが示された[13]（コラム①）．管理栄養士による食事内容の聞き取り調査や24時間蓄尿よる信頼性の高い食塩摂取量の評価に加えて，簡便性の高い減塩モニタやスポット尿を用いた食塩摂取量の算出や塩分チェックシートのよる食事内容の評価を併用して減塩指導を強化することで，各患者の実情に応じたオーダーメードの減塩指導を継続することができる（図1）．

2. 塩分チェックシートの活用

　一般医療機関では24時間蓄尿の実施は容易ではないことが多い．また，常勤の管理栄養士が医療機関に所属していない場合もあり，食事内容の聞き取り調査が十分に実施できないことも多い．このような環境下では，簡便な食物摂取頻度調査や食事歴法などの食事内容からの評価と減塩モニタ，スポット尿を用いて食塩摂取量を算出する方法を併用することが現実的である[1,2]（図2）．また，従来の食物摂取頻度調査や食事歴法などの食事内容からの評価は，日常診療で頻回に繰り返すことは簡便ではないので，塩分チェックシートを活用するとよい．塩分チェッ

クシートのスコアと減塩モニタや随時尿から推定した食塩摂取量の評価を併用することにより，患者へ個人のデータを提示し，どの食品群の摂取あるいは食行動が食塩の過剰摂取に関連しているかを具体的に「見える化」することが可能となる．これにより，患者ごとの減塩の手法を提案することができる．大田らは，地域住民（高血圧者23名，正常血圧者7名）を対象に，減塩モニタと塩分チェックシートを活用した高血圧教室は減塩と降圧に有効かについて前向きに検討した．ベースラインの推定食塩摂取量の平均は9.0g/日であったが，教室終了後の平均は8.3g/日まで有意に低下し，家庭血圧の低下を伴った．減塩モニタと塩分チェックシートによる食塩摂取量の評価も含めた高血圧教室は，減塩指導に有効であることが示された[14]．

　筆者らは，外来通院中の高血圧患者186名を対象に，随時尿法による食塩摂取量と塩分チェックシートの情報提供を活用した主治医による個別指導が食塩摂取量の低減に有効かについて前向きに検討した．対象患者186名のうち，個別指導を継続し得た135名（72.6％）を解析対象とした．個別指導の追跡期間の中央値は126日だった．個別指導前後の診察室血圧，食塩摂取量，尿中Na/K，塩分チェックシートの総スコア（以下，塩分スコア）の推移を比較した．ベースラインの食塩摂取量は8.4±2.0g/日，尿中Na/Kは2.7±1.5，塩分スコアは10.1±4.4点だった．個別指導により，食塩摂取量（8.4±2.0 vs. 7.9±2.2g/日）および塩分スコア（10.1±4.4 vs. 9.3±3.7点）が有意に低下した（図3, 図4）．診察室血圧および尿中Na/Kは変化しなかった．⊿食塩摂取量を目的変数とした単変量回帰分析では，ベースラインの推定食塩摂取量および尿中Na/Kが負の規定因子として，body mass index（BMI）および肥満が正の規定因子として検出された．一方，主治医の違いは有意ではなかった．単変量回帰分析においてp値0.1未満であった規定因子を用いて多変量回帰分析を行った．ベースラインの推定食塩摂取量が負の規定因子として，BMIおよび肥満が正の規定因子として検出された．更に，⊿塩分スコアを目的変数とした単変量回帰分析では，ベースラインの塩分スコアが負の規定因子として，BMIおよび肥満が正の規定因子として検出された．多変量回帰分析においても，ベースラインの塩分スコアが負の規定因子として，BMIおよび肥満が正の規定因子として検出された．この方法は，患者へ個人のデータを提示し，どの食品群の摂取あるいは食行動が食塩の過剰摂取に関連しているかを具体的に提示することが可能となる．これにより，患者ごとの減塩指導を実践することができる．また，多変量回帰分析の結果よりベースラインの食塩摂取量が多いほど個別指導の効果が期待できる一方，肥満は減塩指導の効果を抑制する因子であることが示された．減塩指導の際には，肥満対策も併せて実施する必要がある[15]．

　Yasutakeらは，高血圧者を含む地域住民（123名）を対象に，4週間の減塩モニタと塩分チェックシートによる食塩摂取量の評価も含めた減塩教育が24時間蓄尿によるNa排泄量およびNa/K比を減少させるか，減塩の行動変容に有効かについてのランダム化比較試験を行った．減塩教育の介入群のベースラインの食塩摂取量の平均は10.0g/日であったが，介入後の平均は8.8g/日まで有意に低下し，Na/K比の低下と減塩の行動変容ステージの向上を伴った（図5）．一方，対照群では，これらの指標は変化しなかった．減塩モニタと塩分チェックシートによる食塩摂取量の評価も含めた減塩教育は有効であることが示された[16]．更に，高血圧専門施設へ紹介し，専門施設での減塩指導をアウトソーシングすることで，減塩指導のネットワークの構築と患者の減塩へのモチベーションの向上につながることが期待できる（図2）．

3. セルフモニタリングの活用

　減塩モニタは患者自身で簡便に夜間尿を繰り返し測定できるメリットがある．Takadaらは，地域住民158名を対象に，4週間の減塩モニタによるセルフモニタリングが随時尿により評価し

a. 高血圧患者に対する減塩指導

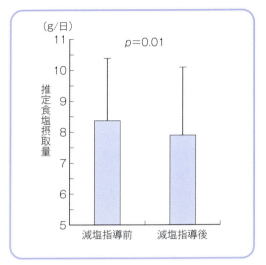

図3 食塩摂取量の推移
（崎間　敦ほか．血圧 2018; 25: 850-854 [15] を参考に作成）

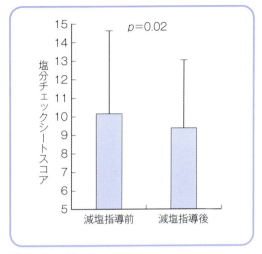

図4 塩分スコアの推移
（崎間　敦ほか．血圧 2018; 25: 850-854 [15] を参考に作成）

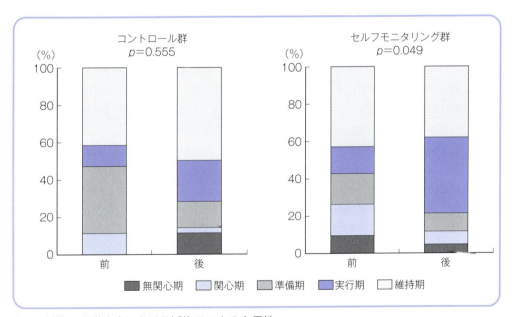

図5 減塩の行動変容における減塩モニタの有用性
（Yasutake K, et al. Public Health Nutr 2018; 20: 1-10 [16] を参考に作成）

た食塩摂取量を減少させるかについて，ランダム化比較試験を行った．介入群の随時尿から算出したベースラインの食塩摂取量の平均は9.4g/日であったが，介入後4週の平均は8.6g/日まで有意に低下し，血圧の低下を伴った．一方，対照群の食塩摂取量および血圧は変化しなかった．セルフモニタリングは，食塩摂取量と血圧の低下に有用であることが示された[17]．試験紙を用いて尿中食塩濃度をセルフモニタリングする方法は最も簡便であり，減塩の動機づけや減塩意識の向上の支援ツールとして使用できる．しかし，試験紙は定量性に欠けるため，食塩摂

4. 減塩指導の実際

取量の評価や減塩指導の効果判定には適さない.

4. 食品表示基準と減塩食品の活用

　個人レベルでの食塩摂取量の評価が難しい要因のひとつに加工食品の食塩含有量がわかりにくいことがあげられる. 実際に, 加工食品の食塩表示は, ①義務化されていない, ②表示する場合には Na 量(単位は mg)の表示とされてきたが, 食事指導は食塩量(単位は g)で行われてきたので誤解を生じやすい, ③1 日摂取許容量の何%か示されていないのでわかりにくい, などの問題点があった. 2015 年 3 月に食品表示基準が制定され, 食品の栄養成分表示は 2020 年までには, 原則として,「Na」は「食塩相当量」で表示されることになった. また, 減塩であっても通常の食品と遜色なくおいしくいただける減塩食品や調理法の普及が必要である. 日本高血圧学会減塩委員会では, 申請のあった減塩食品について, 基準を設けて審査し, 官能試験で評価を行ったうえで, ホームページ上で紹介する事業を進めている. 食品表示基準の「食塩相当量」の表示の義務化と減塩食品の開発により, 減塩に取り組みやすい環境が整いつつある(コラム②).

5. チーム医療

　高血圧患者に減塩などの生活習慣の修正の指導を行う際には, 患者ごとの食習慣や生活環境などのライフスタイルに合わせた実践可能な手法を提案することが重要である. そのためには, 医師のみならず管理栄養士, 看護職, 薬剤師, 高血圧・循環器病予防療養指導士などのヘルスプロバイダーがチーム医療[18] として情報共有しながら取り組むことが求められている. 主治医は減塩のチーム医療のリーダーとして, 減塩指導に従事する多種多様な医療スタッフが, 各々の高い専門性を前提に, 減塩の目的と情報を共有し, 業務分担しつつも互いに連携・補完し合い, 患者の状況に的確に対応した減塩指を提供することを心がける. 管理栄養士は医師や医療スタッフからの食事指導の依頼に基づき, 患者が実践可能な具体的な減塩目標を個々に設定し, 主治医および医療スタッフに報告するとともに, 減塩の実践の評価を行う. 更に, 定期的に患者に食生活を振り返る機会を提供し, 個人の食生活に応じた具体的な減塩を支援する. また, 各々の医療機関と患者ごとの状況やライフスタイルに応じた実践可能な食塩摂取量の評価法を選択し, 定期的に食塩摂取量の評価と減塩指導を繰り返すためには, 医師や管理栄養士に加えて, 患者からの聞き取り, 教育・指導およびチーム医療のコーディネートなどの数多くの役割が, 看護職などの医療スタッフに期待されている.

おわりに

　減塩指導は, 患者の減塩の主観的意識と食塩摂取量を評価することから始める. 減塩の主観的意識と食塩摂取量の乖離の有無を確認することは減塩指導を進めていくうえで重要な情報となる. 食塩摂取量の評価法には信頼性と簡便性を併せ持つ方法はないので, 減塩指導を受ける患者や指導を実施する医療機関の環境に合った評価法を選択する. 主治医は自身で行う減塩指導のみならず, 医療機関の資源と人材を活用して減塩のチーム医療の構築を心がける.

コラム

【①減塩の個別指導の期間と頻度はどれくらい？】

　個別指導や減塩教育の期間と頻度についての明確な基準はないが，指導を継続することの意義は疑うまでもない．それでは，どれくらいの間隔で個別指導を行えば，十分な効果が得られるのだろうか？　平均 8.6 年の通院期間に行われた定期的な減塩指導の成績によれば，指導により食塩摂取量は−1.4g/日まで有意に低下した[12]．また，管理栄養士による 3 ヵ月間の積極的減塩教育の介入研究によれば，食塩摂取量と血圧は−1.8g/日まで有意に低下したが，介入終了後 6 ヵ月の時点で 80％の患者において，介入による降圧効果が減弱していた[13]．これらより，減塩の個別指導のみの効果は大きくないが，指導を継続することによりある程度の減塩効果は得られることが示されている．一方，指導を終了するとその効果が減弱することから，少なくとも 6 ヵ月ごとに個別指導を繰り返すことが望ましいかもしれない．エビデンスが限られていることから，今後の調査研究の成果が待たれる．

【②食品表示基準に関する啓発の必要性】

　平成 27 年国民健康・栄養調査の栄養成分表示に関する状況の報告では，普段の食品を購入するときに，栄養成分表示を参考にしている者の割合は，男性 26.1％，女性 53.0％であった．食品を購入する際の参考として必要だと思う栄養成分表示については，男性では「特にない」の割合が 39.3％，女性では「エネルギー（熱量）」の割合が 50.4％で最も高く，Na（食塩相当量）について，男性では 17.9％，女性では 32.1％にとどまっていた[19]．Okuda らの行った 683 名を対象としたアンケート調査の報告では，Na 表示から食塩相当量を正確に回答した割合は 13.3％にとどまっており，男性では 7.7％，女性では 15.2％であった．更に「日本人の食事摂取基準」および高血圧治療ガイドラインで推奨されている食塩摂取量の目標を正答できた割合も，それぞれ，61.8％，40.4％であった[20]．食品に含まれる食塩含有を容易に知ることができることは，減塩指導と減塩行動に役立つと期待できる．

文献

1) 日本高血圧学会高血圧治療ガイドライン作成委員会（編）．高血圧治療ガイドライン 2019，日本高血圧学会，2019

2) Tsuchihashi T, et al. [Scientific Statement] Report of the Salt Reduction Committee of the Japanese Society of Hypertension (3) Assessment and application of salt intake in the management of hypertension. J Hypertens Res 2013; **36**: 1026-1031

3) Yamasue K, et al. Self-monitoring of home blood pressure with estimation of daily salt intake using a new electrical device. J Hum Hypertens 2006; **20**: 593-598

4) Ohta Y, et al. Usefulness of self-monitoring of urinary salt excretion in hypertensive patients. Clin Exp Hypertens 2009; **31**: 690-697

5) Yasutake K, et al. Self-monitoring urinary salt excretion in adults: a novel education program for restricting dietary salt intake. Exp Ther Med 2011; 2: 615-618

6) Ohta Y, et al. Relationship between the awareness of salt restriction and the actual salt intake in hypertensive patients. Hypertens Res 2004; **27**: 243-246

7) Kobayashi S, et al. Comparison of relative validity of food group intakes estimated by comprehensive and brief-type self-administered diet history questionnaires against 16 d dietary records in Japanese adults. Public Health Nutr 2011; **14**: 1200-1211

8) Sakata S, et al. Relationship between salt intake as estimated by a brief self-administered diet-history questionnaire (BDHQ) and 24-h urinary salt excretion in hypertensive patients. Hypertens Res 2015; **38**: 560-563

9) 土橋卓也ほか．高血圧患者における簡易食事調査票『塩分チェックシート』の妥当性についての検討．血圧 2013; **20**: 1239-1243

10) Kawasaki T, et al. A simple method for estimating 24 h urinary sodium and potassium excretion from second morning urine specimen in adults. Clin Exp Pharmacol Physiol 1993; **20**: 7-14
11) Tanaka T, et al. A simple method to estimate populational 24-h urinary sodium and potassium excretion using a casual urine specimen. J Hum Hypertens 2002; **16**: 97-103
12) Ohta Y, et al. Long-term compliance of salt restriction and blood pressure control status in hypertensive outpatients. Clin Exp Hypertens 2010; **32**: 234-238
13) Nakano M, et al. Effect of Intensive Salt-Restriction Education on Clinic, Home, and Ambulatory Blood Pressure Levels in Treated Hypertensive Patients During a 3-Month Education Period. J Clin Hypertens (Greenwich) 2016; **18**: 385-392
14) 大田祐子ほか. 地域住民における高血圧教室による降圧・減塩効果. 血圧 2016; **20**: 594-599
15) 崎間　敦ほか. 随時尿法と塩分チェックシートを活用した減塩指導の短期効果に関する前向き研究. 血圧 2018; **25**: 850-854
16) Yasutake K, et al. Self-monitoring of urinary salt excretion as a method of salt-reduction education: a parallel, randomized trial involving two groups. Public Health Nutr 2018; **20**: 1-10
17) Takada T, et al. Effects of self-monitoring of daily salt intake estimated by a simple electrical device for salt reduction: a cluster randomized trial. Hypertens Res 2018; **41**: 524-530
18) 厚生労働省. チーム医療の推進について（チーム医療の推進に関する検討会報告書）
www.mhlw.go.jp/shingi/2010/03/dl/s0319-9a.pdf［2019 年 4 月 15 日閲覧］
19) 厚生労働省. 平成 27 年国民健康・栄養調査報告
https://www.mhlw.go.jp/bunya/kenkou/eiyou/h27-houkoku.html［2019 年 4 月 15 日閲覧］
20) Okuda N, et al. Understanding of sodium content labeled on food packages by Japanese people. Hypertens Res 2014; **37**: 467-471

b. 降圧薬治療と減塩指導

▶▶▶ **4. 減塩指導の実際**

ⓑ 降圧薬治療と減塩指導

Summary

　食塩摂取量が多く減塩指導ができなかった高血圧患者に対する降圧薬の第一選択として，腎機能が保持されているならば利尿薬が推奨され，腎機能が低下した状態では Ca 拮抗薬や交感神経系遮断薬が推奨候補となる．それでも降圧が不十分な場合は，レニン・アンジオテンシン系（RAS）抑制薬の追加投与が考慮される．また，食塩摂取量が少ないか減塩指導が成功した高血圧患者に対しては，RAS 抑制薬が第一選択の降圧薬であり，利尿薬が第二選択となる．いずれの種類の降圧薬が使用されても減塩は有効な高血圧治療であるが，特に RAS 抑制薬による降圧効果は，減塩によって増強する．また逆に，利尿薬は，高血圧患者の食塩感受性を抑制する効果がある．減塩と降圧薬治療を組み合わせることで，治療抵抗性高血圧患者数を減らすことが可能である．

はじめに

　減塩を含めた生活習慣の指導を経ても血圧が完全に正常化しない場合，降圧薬による治療が開始となる．降圧薬の種類を選択する際に，そこにいたるまでの減塩指導の成否を考慮して判断することは，総合的な医療を進めるうえで意味がある．また，医療従事者が，減塩がもたらす降圧薬による降圧効果への影響や，その逆に降圧薬がもたらす食塩感受性への影響を把握することは，減塩の重要性を再認識するだけでなく，降圧薬を適切に使用することにつながり，将来における治療抵抗性高血圧患者数の減少を期待することができる．

A 食塩摂取量を考慮した降圧薬の選択

1. 第一選択薬

a）食塩摂取量が多く減塩指導が困難であった患者

　過剰な食塩摂取が続くと，腎臓の傍糸球体細胞からのレニン分泌が抑制され，循環血液中のレニン活性は低下し，循環レニン・アンジオテンシン系（RAS）は抑制された状態になる．この状態において，RAS 抑制薬を投与しても十分な降圧効果を期待することはできない．むしろ，食塩摂取によって体液過剰状態であるため，腎機能さえ保持されていれば，利尿薬を投与して尿中 Na^+ 排泄を増加させることが降圧のための第一選択薬となる（図 1）．しかし，腎機能が低下し，利尿薬による尿中 Na^+ 排泄増加作用が期待できない場合は，増加した血管内容量を Ca 拮抗薬や交感神経系遮断薬による血管拡張作用で代償して血圧の上昇を抑えることが望まれる．

b）食塩摂取量が少ないか減塩指導が成功した患者

　減塩食によって血管内容量が減少し血圧は低下傾向を示すが，同時に腎臓の傍糸球体細胞からのレニン分泌が刺激され循環 RAS は亢進し，低下した血圧を元のレベルに戻そうとする．し

45

4. 減塩指導の実際

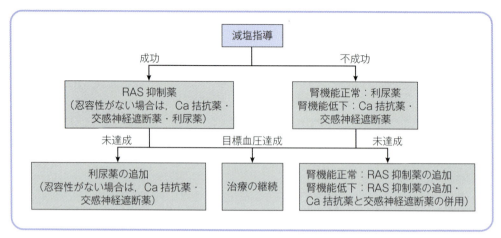

図1　減塩指導の成否に基づいた降圧薬治療の第一選択・第二選択

たがって，食塩摂取量が少ないか減塩指導が成功した患者では，RAS抑制薬が降圧には有効であり第一選択薬となる（図1）．Ca拮抗薬，交感神経系遮断薬，利尿薬による降圧効果は，減塩の有無による影響は少ないと考えられる．腎機能低下患者に対する高カリウム（K）血症への懸念など，何らかの理由でRAS抑制薬を使用できない場合は，Ca拮抗薬，交感神経系遮断薬，利尿薬も第一選択薬となりうる．

2. 第二選択薬

a) 食塩摂取量が多く減塩指導が困難であった患者

　腎機能が保持された高血圧患者で第一選択薬として利尿薬を投与されても，十分な降圧効果を得られず目標血圧に達しなかった場合，RAS抑制薬の併用が降圧に有効なことがある．利尿薬投与によって体液過剰が解消された以上に，代償機構としての循環RAS活性化が進んだことが原因と考えられる．実際に，高食塩下（10g/日以上）での降圧薬併用の組み合わせとして，RAS抑制薬であるアンジオテンシンⅡ受容体拮抗薬とサイアザイド系利尿薬の併用が降圧治療に有効であった[1]．腎機能が低下した高血圧患者で，第一選択薬としてCa拮抗薬あるいは交感神経系遮断薬を投与されたが目標血圧に達しなかった場合，両降圧薬の併用やRAS抑制薬の追加投与が推奨される．高食塩下（10g/日以上）において，Ca拮抗薬とRAS抑制薬であるアンジオテンシンⅡ受容体拮抗薬の併用は一定の降圧効果を発揮することが報告されている[1]．

b) 食塩摂取量が少ないか減塩指導が成功した患者

　第一選択薬として投与したRAS抑制薬によって十分な降圧効果を得られず目標血圧に達しなかった場合，利尿薬の追加が有用である．2ヵ月間の減塩食下（6g/日）において，RAS抑制薬であるアンジオテンシンⅡ受容体拮抗薬ロサルタン100mg単独治療に比べて，ロサルタン50mgにサイアザイド系利尿薬であるヒドロクロロチアジド12.5mgを併用した治療では，拡張期血圧が更に低下する傾向が観察されている[2]．また，Ca拮抗薬や交感神経系遮断薬の降圧効果は，減塩によって減弱することはないため，RAS抑制薬にCa拮抗薬や交感神経系遮断薬を併用することよっても十分な降圧効果を期待できると考えられる．

B 降圧薬の効果に対する減塩の影響

1. RAS抑制薬

　減塩による体液の減少は，腎臓を灌流する血管内圧の低下と腎臓局所における低Na状態を引き起こす．腎臓内の傍糸球体細胞は，それらを感知してレニンの産生を増加させ循環血液中に分泌させる．レニンは，生体内の体液を一定に維持するための内分泌系であるRASの律速段階を触媒する酵素であるため，循環する血液中で増加したレニンは，全身のRASを活性化させる．活性化したRASによって産生されたアンジオテンシンⅡによって，近位尿細管でのNa$^+$再吸収，輸出細動脈の収縮による糸球体濾過の低下，副腎アルドステロン産生促進（アルドステロンによるNa$^+$再吸収），バゾプレッシン分泌促進（バゾプレッシンによる水の再吸収），全身血管の収縮作用が起こり，血圧は上昇する．したがって理論上，減塩によって内在するRASが活性化した状態では，RAS抑制薬の効果は増強する．実際に図2に示すように，アンジオテンシン変換酵素阻害薬であるエナラプリルによる降圧効果は，3週間の減塩（11→5g/日）によって増強し，その増強作用はCa拮抗薬イスラジピンによる降圧効果への増強作用よりも大きかった[3]．更に，減塩がもたらす降圧薬の増強効果は人種（食塩感受性の有無）によらないことも示された．

2. Ca拮抗薬

　Ca拮抗薬による降圧効果は主に，血管平滑筋細胞のCaチャネルに作用して細胞内Ca濃度の上昇を抑制することによって発揮される．その結果，血管平滑筋は弛緩し，全身の血管抵抗が下がるため血圧は低下する．したがって，Ca拮抗薬は理論上，摂取食塩量や食塩感受性の有無とは無関係に降圧効果を発揮すると考えられる．実際に，Ca拮抗薬イスラジピンによる降圧効果は，食塩感受性の有無によらず，減塩食（6g/日）下でも高塩食（12g/日）下でもほぼ同等であった[4]．しかし，図2に示すように，Ca拮抗薬イスラジピンによる降圧効果は，エナラプリ

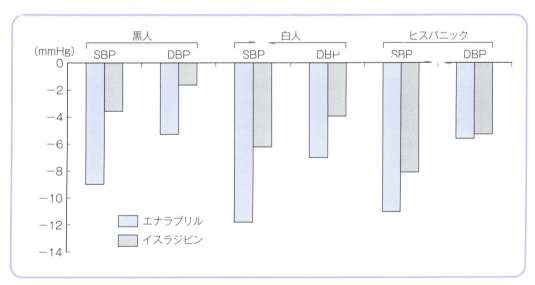

図2　エナラプリルあるいはイスラジピン内服高血圧患者における減塩による降圧効果
SBP：収縮期血圧，DBP：拡張期血圧
(Weir M, et al. Hypertension 1998; 31: 1088-1096 [3] を参考に作成)

ルよりは弱いものの3週間の減塩（11→5g/日）によってやや増強することが示されている[3]．減塩による循環血液量の減少や交感神経系への抑制効果が，Ca拮抗薬の血管拡張効果と相乗して更なる降圧作用を発揮した可能性が考えられる．

3. 利尿薬

降圧薬として使用される利尿薬には，大きく分けてサイアザイド系利尿薬，ループ利尿薬，K保持性利尿薬（ミネラルコルチコイド受容体拮抗薬・トリアムテレン）の3種が存在する．

サイアザイド系利尿薬は，遠位尿細管でのNa^+/Cl^-共輸送体を阻害してNa^+再吸収を抑制することによって尿中へのNa^+排泄を促進し血圧を低下させる．このサイアザイド系利尿薬による尿中Na^+排泄促進作用は1週間以上の長期使用により認められなくなるが，サイアザイド系利尿薬が有する血管拡張作用によって降圧効果は持続する．また，遠位尿細管においてNa^+Ca^{2+}交換を阻害することによってCa^{2+}保持に働くため，高齢者における骨折のリスクを低下させる可能性がある．サイアザイド系利尿薬による尿中Na^+排泄促進作用は長期には続かないため，減塩を併用することによって相加的な降圧効果が期待される．実際に，アンジオテンシンⅡ受容体拮抗薬であるロサルタンあるいはイルベサルタンにサイアザイド系利尿薬であるヒドロクロロチアジドを併用した際の降圧効果は，2ヵ月間の減塩食（6g/日）によって増強されることが示されている[2]．

ループ利尿薬は，ヘンレ係蹄上行脚の$Na^+/K^+/2Cl^-$共輸送体を阻害することによって，尿中へのNa^+排泄を促進し血圧を低下させる．しかし一方で，ループ利尿薬は緻密斑細胞に直接作用してレニン分泌を刺激するため，RASは活性化され，集合管におけるNa^+再吸収は促進される．更に，長時間作用性以外のループ利尿薬の半減期は0.5〜2時間と短いため，降圧効果は持続せず効果が消失した途端に体液は貯留する傾向となる．したがって，長時間作用性以外のループ利尿薬の降圧効果は実際には弱く，浮腫改善薬として使用されることのほうが多い．減塩によっても内在するRASは活性化するため，ループ利尿薬による降圧効果に減塩は大きく影響しないと考えられる．

ミネラルコルチコイド受容体拮抗薬は，アルドステロンの受容体であるミネラルコルチコイド受容体を抑制する．ミネラルコルチコイド受容体は，上皮細胞Naチャネル（ENaC）を増加させ，ENaCを介してNa^+K^+交換系が促進して，Na^+再吸収とK^+排泄が促進する．それゆえ，ミネラルコルチコイド受容体拮抗薬によってK^+が排泄されることなく尿中Na^+排泄が促進され血圧は低下傾向を示す．トリアムテレンは，ENaCを直接抑制することによってNa^+K^+交換系が阻害され，K^+を保持したまま尿中Na^+排泄が促進され血圧は低下傾向を示す．いずれも降圧作用は弱いが，ミネラルコルチコイド受容体拮抗薬は原発性アルドステロン症患者に対する降圧薬としては有用である．減塩は，内在するRAS活性を促進して副腎アルドステロン産生を刺激するため，ミネラルコルチコイド受容体拮抗薬による降圧作用にプラスに働く可能性がある．

4. 交感神経系遮断薬

交感神経系遮断薬は，中枢あるいは末梢における交感神経受容体を遮断することによって，交感神経系の活動を抑制し，主に末梢血管抵抗の低下を介して血圧を低下させる．減塩による血管内容量の減少によって，相乗的な血圧低下を期待することができる．近年，食塩の経口摂取によって腎臓のβ交感神経系が活性化し食塩感受性高血圧を引き起こすメカニズムが明らかになった[5]．減塩は，食塩感受性においても交感神経系遮断薬と協調して降圧効果を発揮している可能性が考えられる．実際に，減塩食（2g/日）によって，ノルエピネフリンによる血管収縮

反応が鈍くなることが観察されている[6].

5. 治療抵抗性高血圧における減塩の意義

治療抵抗性高血圧は、クラスの異なる3種以上の降圧薬を用いても目標血圧に到達しないものと定義される。表1に、高血圧治療における治療抵抗性およびコントロール不良高血圧の要因と対策を示す[7]. 治療抵抗性の要因は多岐にわたるが、体液量過剰や食塩摂取の過剰が原因となることが多く、利尿薬の開始やすでに利尿薬を使用されていれば用量と種類の調整で解決されることも少なくない。減塩の確実な履行は、治療抵抗性の要因を取り除くだけでなく、RAS抑制薬の降圧効果を増強する作用も期待できる。それゆえ減塩は、治療抵抗性高血圧に対してまず行うべき対策のひとつである.

表1 高血圧治療における治療抵抗性およびコントロール不良高血圧の要因と対策

要因	対策
血圧測定上の問題 　小さ過ぎるカフ（ゴム囊）の使用	・カフ幅は上腕周囲の40%，かつ長さは少なくとも上腕周囲を80%取り囲むものを使用
偽性高血圧	・高度な動脈硬化に注意する
白衣高血圧，白衣現象	・家庭血圧，自由行動下血圧測定により確認する
服薬管理の問題 （服薬アドヒアランス不良）	・十分な説明により服用薬に対する不安を取り除く．副作用が出ていれば，他剤に変更する ・繰り返す薬物不適応には精神的要因も考慮する．経済的問題も考慮する ・患者の生活に合わせた服薬スケジュールを考える．医師の熱意を高める
生活習慣の問題 　食塩摂取の過剰	・減塩の意義と必要性を説明する．管理栄養士と協力して繰り返し指導する
肥満（エネルギー摂取過剰，運動不足） 　過度の飲酒	・エネルギー制限や運動について繰り返し指導する ・エタノール20〜30mL/日以内にとどめるよう指導する
睡眠時無呼吸症候群	・CPAP（持続性陽圧呼吸）など適切な治療を行う
体液量過多 　利尿薬の使い方が適切でない	・3種以上の併用療法では，1薬を利尿薬にする．腎機能低下例（eGFR 30mL/分/1.73m^{2}未満）ではループ利尿薬を選択する．利尿薬の作用持続を図る
腎障害の進行	・減塩を指導し，上に述べた方針に従い利尿薬を用いる
降圧薬の組み合わせ，用量が不適切 薬効持続が不十分	・異なる作用機序を持つ降圧薬を組み合わせる．利尿薬を含める．十分な用量を用いる ・早朝高血圧，夜間高血圧の場合は，降圧薬を夜または夕に用いる
血圧を上昇させうる薬物や食品	・非ステロイド性抗炎症薬，副腎皮質ステロイド，カンゾウ（甘草）を含む漢方薬，グリチルリチン製剤，経口避妊薬，シクロスポリン，エリスロポエチン，抗うつ薬，分子標的薬などを併用していれば，可能であれば中止あるいは減量する．各薬物による昇圧機序あるいは相互作用に応じた降圧薬を選択する
二次性高血圧	・特徴的な症状・所見の有無に注意し，スクリーニング検査を行う．高血圧専門医に紹介する

（日本高血圧学会高血圧治療ガイドライン作成委員会（編）．高血圧治療ガイドライン2019，2019[7]より許諾を得て転載）

C 降圧薬による食塩感受性の変化

血圧は，腎臓からのNa^+排泄によって調節されている．正常では，血圧が上昇するにつれて尿中Na^+排泄が増加し，循環血液量を減少させることによって血圧を元のレベルに戻そうとする．逆に，血圧が低下すると尿中Na^+排泄が減少して，循環血液量が増加し血圧を元のレベルに戻そうとする．このような尿中Na^+排泄による血圧へのフィードバック制御は，圧-利尿曲線と呼ばれている（図3）．高血圧患者では，圧-利尿曲線のフィードバックのセットポイントが高い血圧に設定されている．更に，食塩非感受性高血圧では，圧-利尿曲線の勾配が変わらないまま右方向に平行移動するのに対して，食塩感受性高血圧では，勾配が減少して血圧の上昇に対する尿中Na^+排泄の増加が鈍くなっている．この勾配の変化の原因は，腎尿細管におけるNa^+再吸収能の変化が関与すると考えられる．RAS抑制薬は圧-利尿曲線の勾配を減少させる一方，利尿薬は，腎尿細管にあるNa^+輸送体に作用して，圧-利尿曲線の勾配を増加させ正常に近づけようとする働きがある[8]．また，腎臓のβ交感神経系は，WNK4発現抑制を介してNa^+/Cl^-共輸送体を活性化して食塩感受性高血圧を引き起こすため[5]，β交感神経系遮断薬も食塩感受性を改善させる可能性が期待できる．一方，Ca拮抗薬には腎尿細管への直接作用が認められないため，Ca拮抗薬を投与しても圧-利尿曲線に影響を及ぼさず，食塩感受性・非感受性は変化しない．

おわりに

減塩指導下の高血圧患者に対して降圧薬を開始する際に，降圧薬の効果に対する減塩の影響や降圧薬による食塩感受性への影響を把握しておくことは重要である．それら情報と減塩指導の成否を基盤にして適切な降圧薬診療が行われていけば，将来的に高血圧患者の治療目標血圧

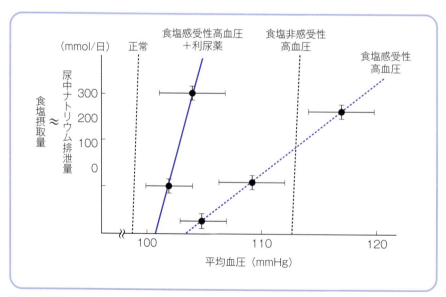

図3　正常者/食塩感受性・非感受性高血圧者の圧-利尿曲線と利尿薬の効果
(Fukuda M, Kimura G. Hypertens Res 2006; 29: 645-653 [8] を参考に作成)

の達成率は向上することが期待できる.

　近年,糖尿病薬である SGLT2 阻害薬に,尿中 Na^+ 排泄増加作用および血圧低下作用があり,心血管イベントに対する抑制効果があることが報告された[9].SGLT2 阻害薬が処方されている糖尿病合併高血圧患者に対して,適切な減塩指導や降圧薬の種類の選択については,未解決であり今後の臨床研究の進展が待たれる.

用語解説

【RAS 抑制薬】

　血圧を一定に維持する内分泌系ホルモンのひとつであるレニン・アンジオテンシン系(RAS)を抑制する薬剤の総称である.RAS では,主に肝臓や脂肪組織でつくられたアンジオテンシノーゲンを,主に腎臓で産生されたレニンが切断し,アンジオテンシン I を産生する.アンジオテンシン I は主に肺の基底膜細胞に存在するアンジオテンシン変換酵素によってアンジオテンシン II になり,アンジオテンシン II は,腎尿細管や血管に存在するアンジオテンシン II 受容体に作用して,Na 再吸収を促したり血管を収縮させたりして血圧を上げる.臨床応用されている降圧薬には,レニン阻害薬,アンジオテンシン変換酵素阻害薬,アンジオテンシン II 受容体拮抗薬がある.

【Ca 拮抗薬】

　血管平滑筋の細胞内カルシウム(Ca)濃度が上昇すると,血管平滑筋は収縮する.Ca 拮抗薬は,血管平滑筋に存在する Ca イオンチャネルを阻害することによって細胞内 Ca 濃度の上昇を抑え,血管平滑筋に弛緩をもたらして,血圧は低下させる.急激な血圧低下は二次的に交感神経系を活性化させ心臓を刺激して頻脈をもたらすため,Ca 拮抗薬の作用が長時間かけて徐々に浸透するように剤型を工夫した徐放剤が開発されている.また,Ca 拮抗薬には,主に阻害する Ca イオンチャネル別に L 型,N 型,T 型などがあり,それぞれ腎臓や心臓に対する効果が若干異なる.

【交感神経系遮断薬】

　交感神経系を抑制する薬剤の総称であり,交感神経系のホルモンであるアドレナリン類が交感神経節前の中枢側の受容体に作用するのを遮断する中枢性交感神経抑制薬と,交感神経節後の受容体への結合を遮断する受容体遮断薬がある.受容体は大きく分けて α と β があり,体内における分布やその作用が異なるため,目的とする作用や副作用を考慮して使い分ける.

【食塩感受性高血圧】

　食塩摂取によって惹起される高血圧を食塩感受性高血圧と呼び,摂取食塩と無関係な高血圧を食塩非感受性高血圧と呼ぶ.食塩感受性は,腎臓における塩分バランス調節機構あるいは食塩摂取による過剰な体液を血管が緩衝する適応機構の破綻が原因と考えられている.これら機構は食塩嗜好性をつかさどる脳を含めてネットワークを形成しており,最近の研究によってネットワークにかかわる WNK4 などの分子が発見され注目を集めている[5].

文献

1) Toyoda S, et al. Choice of antihypertensive combination therapy based on daily salt intake. Am J Med Sci 2015; **350**: 160-166

2) Wang J, et al. The effects of a low-salt diet on the efficacy of different antihypertensive drug regimens. J Clin Pharmacol 2015; **55**: 1362-1368

3) Weir M, et al. Influence of race and dietary salt on the antihypertensive efficacy of an angiotensin-converting enzyme inhibitor or a calcium channel antagonist in salt-sensitive hypertensives. Hypertension 1998; **31**: 1088-1096

4. 減塩指導の実際

4) Weir M, et al. Salt and blood pressure responses to calcium antagonism in hypertensive patients. Hypertension 1997; **30**: 422-427
5) Mu S, et al. Epigenetic modulation of the renal β-adrenergic-WNK4 pathway in salt-sensitive hypertension. Nat Med 2011; **17**: 573-580
6) Mancini M, et al. Effects of sodium intake on blood pressure and adrenergic vascular reactivity. J Clin Hypertens 1986; **2**: 315-321
7) 日本高血圧学会高血圧治療ガイドライン作成委員会（編）．高血圧治療ガイドライン 2019．日本高血圧学会，2019
8) Fukuda M, Kimura G. Pathophysiology of antihypertensive therapy with diuretics. Hypertens Res 2006; **29**: 645-653
9) Zinman B, et al. Empagliflozin, cardiovascular outcomes, and mortality in type 2 diabetes. N Engl J Med 2015; **373**: 2117-2128

▶▶▶ **4. 減塩指導の実際**

ⓒ 心疾患患者に対する減塩指導

Summary

日本の心疾患の患者数は増加の一途をたどっており，なかでも高齢化に伴う心不全患者の増加が著しい．心不全の増悪による再入院の誘因のうち，塩分・水分制限の不徹底が最も多い．過剰な食塩摂取は心不全の増悪を招くことは明らかである．しかし心不全の増悪を予防するための具体的な食塩摂取量の目標値を確立できるほどのエビデンスは現段階ではない．心不全を合併する高血圧患者には1日6g未満の食塩摂取量が推奨される．高齢の心不全合併患者においては，個々の症例ごとに実際の食塩摂取量，栄養状態，心不全のステージなどを考慮しつつ，食塩摂取量を設定する．

はじめに

日本の心疾患の総患者数は平成26年の調査によると約173万人にのぼり，更に増加を続けている．心疾患による死亡は虚血性心疾患と心不全で大半を占める．高血圧は虚血性心疾患の主要な危険因子であり，心不全の直接的な原因でもある．したがって，減塩によりこれらを合併する高血圧患者の予後が改善することが期待される．特に心不全患者に対する栄養療法において，減塩はその中核に位置することと考えられているが，現段階では確定的なエビデンスに乏しく，ガイドラインとしてふさわしい具体的な目標設定は困難である[1~4]．本項では，心不全を中心に減塩の血行動態・ホメオスタシスに及ぼす影響，症状や予後に対する効果などに関してこれまで明らかになっていること，明らかになっていないことを紹介・論説し，これらを総括して，現段階において心不全を合併する高血圧患者に対してどう減塩が勧められるべきかを述べる．心血管疾患を合併する患者に対する減塩の効果に関しては疫学的なエビデンスが極めて乏しいため，記載は限定的となった．また合併症のない高血圧患者における減塩の心血管疾患の予防効果に関しては，本項のテーマと異なり論点が不明瞭にもなるため，他項に譲ることとする．

A 減塩の血行動態，内分泌系，自律神経系に及ぼす影響

Codyらは NYHA Ⅲ/Ⅳ度の中等度～重症の心不全患者10名に1日10mEq Na食（食塩換算で0.58g）および100mEq Na食（同5.8g）各1週間摂取させ，血行動態，自律神経，内分泌学的な変化を調べた．100mEq Na食摂取後に比して10mEq Na食摂取後において血圧および肺毛細血管楔入圧は低く，心係数，循環血漿量，全身血管抵抗に有意な変化はなかった．血漿レニン活性，尿中アルドステロン量，交感神経活性は高かった[5]．

Damgaardらは12人の代償性心不全患者に1日70mEqの低Na食（食塩換算で4.1g）と

250 mEq の高 Na 食（食塩換算で 14.6 g）をそれぞれ 1 週間摂取させ，血行動態などを検討した．高 Na 食摂取後には循環血漿量，心係数は増加し，全身血管抵抗は減少した．血圧に変化はなかった．血漿アンジオテンシン濃度およびノルアドレナリン濃度は抑制され，pro-BNP に有意な変化はなかった [6]．

Hummel SL らは 13 人の HFpEF を合併した高血圧患者に 3 週間減塩 DASH 食（Na 1,150 mg：食塩換算 2.9 g/日）を摂取させた．その結果 24 時間尿中 Na 排泄量は 3,353 mg から 1,478 mg に減少した（食塩換算で 8.5 g から 3.8 g）．外来血圧，24 時間血圧とも有意に低下した．24 時間蓄尿中のアルドステロン量は有意に増加したが，酸化ストレスの指標である F2-iso-prostanes は減塩量に比例して 31％減少した．また血管の剛性の指標である PWV は有意に減少した [7]．更に心機能に関しては，3 週間の減塩 DASH 食により左室の弛緩能は増加し，剛性は低下した．すなわち拡張能が改善した．また左室–動脈カップリング（V-A coupling）は有意に改善した．結果，1 回拍出量は増加し，全身血管抵抗は減少した [8]．

健常者および高血圧患者を対象とし，4 週間以上中等度の減塩を行った研究のメタ解析によると，血圧の低下とともに，血漿レニン活性，アルドステロン，ノルアドレナリン濃度は有意に上昇した．脂質代謝に有意な変化はみられなかった [9]．

以上の研究をまとめると，減塩によりレニン・アンジオテンシン系（RAS），交感神経系が活性化するのは議論の余地がないであろう．しかし，その程度は減塩の程度によるであろうし，病的意義は不明である．一方，血行動態に及ぼす影響は，心不全の重症度や病型，何 g と何 g の食塩摂取を比較するのか，などに大きく依存するであろう．また，1 週間程度の減塩の血行動態への影響は，長期の hard endpoint とは無関係である可能性もあり，あくまで急性作用を検討した研究と考えるべきである．

B 減塩に関するアウトカム研究

O'Donnell らは ONTARGET と TRANSCEND に登録された心血管疾患あるいは糖尿病を有する患者，すなわち高リスク患者の食塩摂取量と心血管イベントとの関連を検討した．既往歴はそれぞれ心筋梗塞 48％，脳卒中/TIA 21％，糖尿病 37％，高血圧 70％であった．24 時間尿中 Na 排泄量は早朝空腹時尿から推定した．24 時間尿中 Na 排泄量が 4～6 g（食塩換算 10.2～15.2 g）の患者に比して，3 g（食塩換算 7.6 g 未満）未満および 7 g（食塩換算 17.8 g）を超える患者は，心血管死および心不全入院のリスクが高い，という結果であった [10]．この観察研究には，因果関係が逆転している可能性や，尿中 Na 排泄量が不正確であることなど多くの批判が寄せられた．しかし前者，すなわち尿中 Na 排泄量の少ない群には重症患者がより多く含まれているから予後が悪くなった可能性は否定できないが，そのような患者がまさに本項で扱う対象であることも事実である．

心血管疾患を有する患者における食塩摂取量と予後の関連を検討した研究は極めて少ないため，以下心不全患者における検討を紹介する．

Son らは NYHA Ⅲ/Ⅳ度の 232 人の心不全患者をカットオフ値 24 時間尿中 Na 排泄量 3 g（食塩換算 7.6 g）で 2 群に分け 12 ヵ月フォローした．24 時間尿中 Na 排泄量 3 g 以上の患者のほうが，心不全症候が強く，心イベントフリーサバイバルが短かった [11]．

Philipson らは，97 人の NYHA Ⅱ～Ⅳ度を 5 g の減塩指導群と対照群に無作為に分けて 12 週にわたりフォローした．その結果，減塩群のほうが心不全の症候が改善していた [12]．

Paterna らは，232 人の代償性心不全（NYHA Ⅱ～Ⅳ）を無作為に正常塩食摂取群（120 mmol：

食塩 7.0 g に相当）と減塩食摂取群（80 mmol：食塩 4.7 g に相当）に振り分け，180 日フォローアップする介入試験を行った．両群とも 250〜500 mg のフロセミドが投与された．その結果，正常塩食摂取群のほうが，再入院率が低く，血中 BNP 値も低かった[13]．

　302 人の心不全患者を 24 時間 Na 排泄量が 3 g（食塩換算 7.6 g）以上と未満の 2 群に分けて 12 ヵ月のイベントフリーサバイバルを検討した観察研究によると，NYHA Ⅰ/Ⅱの比較的軽症の心不全患者においては 24 時間 Na 排泄量が 3 g 以上の群は全死亡，入院，救急外来受診などのイベントが有意に少なく（HR 0.44，95％CI 0.20〜0.97），逆に NYHA Ⅲ/Ⅳの比較的重症の患者においては 24 時間 Na 排泄量が 3 g 以上の群は上記のイベントが有意に大であった（HR 2.54，95％CI 1.10〜5.83)[14]．

　Arcand らは，症状が安定している比較的軽症の収縮不全患者 123 人を食事歴による食塩摂取量により 3 群に分け（1 日 Na 2.0 g 未満；2.0〜2.7；2.8 g 以上，食塩換算でそれぞれ平均 1 日 5.1 g 未満；5.1〜6.9 g；7.1 g 以上に相当），前向きの観察研究を行った．平均 2.3 年（中央値 3.0 年）のフォローアップ期間において，高 Na 摂取群は，急性非代償性心不全の発症率が有意に高かった[15]．

　Doukky らは，心不全患者に対して生活指導に追加した自己管理に関する助言の効果を検証した多施設研究 HART（Heart Failure Adherence and Retention Trial）のデータを減塩に関して解析した．HART は登録された NYHA Ⅱ〜Ⅲの心不全患者 902 人を 36 ヵ月追跡した研究である．Na 摂取量を食物摂取頻度質問票を用いて評価し，これをもとに Na 摂取量 2,500 mg（食塩換算で 6.4 g）未満の「Na 制限群」と 2,500 mg 以上の「Na 非制限群」に分類した．このうち 260 人（各群 130 人）を可能性のありそうな交絡因子に関して propensity score matching を行い解析したところ，「Na 制限群」において有意に一次アウトカム（死亡＋心不全による入院）が多かった（HR 1.85）．サブグループ解析では，RAS 阻害薬を服用していない患者で Na 制限がリスクを増しているのに対し，RAS 阻害薬を服用している群では Na 制限によるリスクの増加はみられなかった．本研究では，かなり綿密にマッチングされているため，利尿薬，栄養状態，身体機能，腎機能，体液状態が交絡している可能性は低い．また研究の性質上，完全な観察研究ではなく，介入の要素も大きいことも注目すべきである．更に Na 制限が長期間にわたって RAS に影響を与えており，RAS 阻害薬がその影響を緩和していることも示唆された[16]．

　以上のように，最近の研究を含めても見解の一致が得られていないことがわかる．これには，心不全が種々の疾患を基礎にしていること，病態，重症度，病期などによって効果に差があるであろうこと，日本では考えられない量の利尿薬が使用されていること[13]，食塩摂取量の測定法がまちまちでありその一部は不正確である可能性があること，そして介入試験に乏しいこと，などが影響していると思われる．強いていえば，1 日食塩換算で 6〜7 g の減塩は，心不全の症候を改善することは推察される．しかし，心不全は極めて予後不良な疾患であるため，具体的な減塩の目標値を定めるには hard endpoint を評価項目とした無作為介入試験の成績が絶対に必要である．

C　日米欧の心不全診療ガイドライン

　各国で心不全の診療に関するガイドラインが発表されており，減塩に関しても上記のエビデンスを参考にして記載されている．これらの数値だけを取り上げて議論するのではなく，全体の記載やニュアンスも読むことは心不全を合併する高血圧患者における減塩を考えるうえでも有用であろう．以下に，日米欧の心不全診療ガイドラインにおける減塩に関する記載を紹介する．

4. 減塩指導の実際

表1　日米欧の心不全診療ガイドラインにおける減塩目標

ガイドライン	発行年	推奨内容—数値目標	推奨クラス	エビデンスレベル
ESC	2008	具体的な数値の記載なし	I	C
ACCF/AHA	2009	stage D：1日 Na 2g（食塩 5.1g）以下	記載なし	記載なし
日本循環器学会 / 心不全学会	2010	軽症：1日食塩 7g 以下，重症：1日食塩 3g 以下	IIa	記載なし
ESC	2012	具体的な数値の記載なし	記載なし	記載なし
ACCF/AHA	2013	stage A/B：1日 Na 1.5g（食塩 3.8g）以下，stage C/D：1日 Na 3g（食塩 7.6g）以下	IIa	C
ESC	2016	6g を超える食塩摂取を避ける	記載なし	記載なし
日本循環器学会 / 心不全学会	2017	1日6g 未満	IIa	C

　2013年のACCF/AHAの心不全治療ガイドラインでは，stage A/Bのいわゆる心不全予備軍あるいは無症状の心不全患者に対しては，「塩分と高血圧，左室肥大，心血管疾患との関連から」1日 Na 1,500 mg（食塩 3.8 g に相当）を推奨している．そして，症状のある心不全患者，すなわちstage C/Dの心不全患者に対しては，「具体的な数値を設定するに十分なデータはない」と前置きしたうえで，「一般人において塩分摂取量が多いという理由から，症状の改善のためにある程度の，たとえば1日3g未満（食塩 7.6 g に相当）を考慮すべき」と記載し，これを推奨クラスIIa，エビデンスレベルCとしている[1]．

　2016年のESCの心不全治療ガイドラインでは，6g を超える塩分摂取を避けること，と一言述べているにとどまっており，推奨クラスやエビデンスレベルは記載されていない[2]．

　日本循環器学会/日本心不全学会合同の「急性・慢性心不全診療ガイドライン（2017年改訂版）」では，減塩目標を1日6g未満，重症心不全にはより厳格な食塩制限を検討する，としている．

　それでは，心不全を合併する高血圧患者の減塩目標をどのように設定すればよいだろうか？表1に日米欧の心不全治療ガイドラインの変遷をまとめた．目標値が，一般人や高血圧患者に対するものと同程度あるいはそれよりむしろゆるいこと，改定ごとに目標値がやや緩和され，推奨レベルも下がっているか記載されていないこと，などが認識できる．これは前述したように心不全患者に対する減塩の効果に関する確固たるエビデンスが存在しないこと，そして心不全の発症予防のための減塩と心不全の治療としての減塩は区別されるべきであることなどが大きな理由であろう．すなわち，心不全患者においては，心，血管，腎が構造的・機能的に変化しており，自律神経および内分泌系も変調をきたしているので，人間に必要な食塩の必要量が3g以下であることは，心不全患者においてより厳格な減塩が有益である根拠にはならない．減塩により，健常者あるいは低リスクの高血圧患者において，高血圧の予防あるいは改善を介して心血管疾患のリスク低下が期待できるのとは分けて考えるべきである．また欧米の現在のガイドラインに，重症心不全に対してより厳格な食塩制限をするべきとの記載はない．またその根拠となるエビデンスも存在しない．以上より，日本における心不全を合併する高血圧患者の減塩目標は，現段階においては一般高血圧患者と同等の1日6gとすべきであろう．

　虚血性疾患の二次予防のための減塩に関しては更にエビデンスに乏しいため，2011年のACCF/AHAの虚血性心疾患および他の動脈硬化性疾患の二次予防およびリスク低下治療ガイドラインにおいても減塩は推奨されているが，その目標値の記載はない[17]．

D 減塩の実践にあたって

　以下，心不全を合併する患者が減塩を実践する際に留意するべき点を述べる．

　なお慢性心不全患者は，その基礎疾患ゆえ高齢者が大半を占めるため，高齢者における減塩の実践と重複する点も多いことをことわっておく．また一部の患者においては，減塩が必ずしも栄養療法の最優先事項ではないことも最近議論されている[4]．

　慢性心不全患者の再入院の誘因のなかで，食事療法，すなわち減塩や水分制限の不徹底が圧倒的に多いことが明らかになっている[18]．したがって，食塩摂取量を尿中 Na 排泄量，24 時間思い出し法，食事歴法などを用いて評価し，本人に認識させることは極めて重要である．同時に毎日体重を測定することも日課にするとよい．短期間での体重増加は心不全の増悪による体液の貯留を示唆する．

　食品を購入する際に，含有 Na 量や塩分量を参考にすることは極めて有意義であるが，この二者はしばしば混同される．したがって理解が得られるまで根気よく二者の違いと換算方法を指導する必要がある．

　高齢者においては，長年の習慣を変更することに対する抵抗感を感じる場合も多い．このような患者に最初から到達不可能な目標を設定して，意欲を喪失させてしまっては元も子もない．また過度に厳格な減塩のために食欲が低下し，フレイルを招いてしまうこともありうる．したがって，徐々に薄味に慣れながら減塩を進める．それでも困難であれば，食欲が維持できる範囲内での減塩を実践する．また高齢者は，その余命から自身に生活習慣改善の動機を見い出しにくいこともある．このような場合には，家族などの身近な他者で動機づけを行うのも一策である．

　一方，非高齢者の心不全患者に対しては，長きにわたって減塩を実践してもらう必要があるため，その意義を理解してもらったうえで，可能な限り厳格に減塩を指導していく．

　前述したように，過度のあるいは急激な減塩は心不全を悪化させる可能性がある．これを避けるためにも徐々に減塩を進めるべきである．

　重症な患者ほど，多量の利尿薬を服用していることが多い．利尿薬の量を考慮しつつ減塩を進めていくべきである．逆に減塩の到達度および心不全の改善に応じて利尿薬を減量するなど適宜服用量を調節することも怠ってはならない．

　フレイルやサルコペニアは心不全の独立した予後規定因子であることが明らかにされている．したがって患者がこれらの状態にある場合には，減塩よりも栄養の確保を優先することも考える．

　心不全患者においては，看護師，管理栄養士，介護職員などとのチーム医療が重要である．ところがこのチーム内で栄養指導が一致していないことがある．たとえば，夏季において一部の職員が一様に塩分の補給を勧める，などである．心不全患者に対しては，チーム医療であるがゆえに減塩の徹底にせよその緩和にせよ，指導内容を統一させておくことが肝要である．

おわりに

　食塩の過剰摂取が心不全の悪化を招くことに関しては疑念の余地はないし，われわれは経験的にそのことを知っている．しかし，具体的な減塩の目標設定に関しては，これまで述べてきたように確固たるエビデンスがないのが現状である．本項に述べた種々の知見から現段階では，

心不全を合併する高血圧患者の減塩のレベルは通常の高血圧患者と同等の1日6gとすべきであろう.

海外においてであるが,現在心不全患者に対して,GOURMET-HF(NCT02148679),Prohibit-Sodium(NCT02467296),SODIUM-HF(NCT02012179)などの無作為介入試験が進行中である.これらの結果により,心不全患者に対するより信頼度の高い減塩の目標値が設定されることが期待される.更には,高血圧を基礎疾患とすることが多いHFpEFに特化した介入試験も切望される.

過度の減塩が心不全患者の予後を悪化させる要素があるとすれば,それまでの食塩摂取量と減塩食との間の格差の大きさがホメオスタシスを崩す一因になっている可能性がある.そうだとすれば,国民全体の食塩摂取量を少しでも減らしておくことは,心不全患者にも恩恵を与える可能性が高い.また減塩の絶対量を目標値とするよりも,「何g減らすか」という減塩の「程度」を目標値にするほうが,安全性が高いのかも知れない.明らかにするべき課題は山積している.

最後に,貴重なご意見をくださった福島県立医科大学附属病院看護部東雲紀子氏,同循環器内科学講座義久精臣氏,および佐藤崇匡氏に深謝いたします.

コラム

【心不全の分類】

心不全の分類はその目的により数多く存在する.ここでは本項で触れた日常臨床上でも頻繁に用いられる分類を紹介する.

①ACCF/AHA心不全ステージ分類:病期をもとにした重症度分類

②NYHA心機能分類:運動耐容能をもとにした重症度分類

両者の詳細と対応を表2に示す.

③左室収縮能による分類

a) HFrEF(heart failure with reduced ejection fraction),LVEF＜40%(ACC/AHAガイドラインでは≦40%):収縮不全とも称される.有効性が実証された心不全治療は,すべてこの群を対象に行われた無作為化試験を基にしている.

b) HFpEF(heart failure with preserved ejection fraction),LVEF≧50%:拡張不全とも称される.非心疾患を除外する必要があるため診断はHFrEFに比べて容易ではない.有効な治療法は確立されていない.

c) HFmrEF(heart failure with mid-range ejection fraction),LVEF 40～49%:2016 ESCのガイドラインで提唱された.駆出率も病態もHFrEFとHFpEFの中間に位置する.病態,予後,治療に対する反応性は今後の研究の課題である.2013 ACC/AHAのガイドラインでは同様のカテゴリー(EF 41～49%)をborderline HFpEFと定義している[1,2].

文献

1) Yancy CW, et al. 2013 ACCF/AHA guideline for the management of heart failure: a report of the American College of Cardiology Foundation/American Heart Association Task Force on practice guidelines. Circulation 2013; **128**: e240-e327

2) Ponikowski P, et al. 2016 ESC Guidelines for the diagnosis and treatment of acute and chronic heart failure: The Task Force for the diagnosis and treatment of acute and chronic heart failure of the European Society of Cardiology (ESC)Developed with the special contribution of the Heart Failure Association (HFA) of the ESC. Eur Heart J 2016; **37**: 2129-2200

3) 急性・慢性心不全診療ガイドライン(2017年改訂版)(日本循環器学会/日本心不全学会)

c. 心疾患患者に対する減塩指導

表2 心不全の重症度分類

ACCF/AHA	ステージ分類	NYHA	心機能分類
A	心不全の危険因子を有するが，器質的心疾患や心不全の症状はない		
B	器質的疾患はあるが，心不全症候はない	I	身体活動に制限なし．日常的な身体活動では心不全症状は生じない．
C	器質的疾患があり，心不全症候があるかその既往がある	I	身体活動に制限なし．日常的な身体活動では心不全症状は生じない．
		II	身体活動に軽度の制限有り．安静時には症状はないが，日常的な身体活動で心不全症状が出現する．
		III	身体活動に著しい制限有り．安静時には症状はないが，日常レベル以下の身体活動で心不全症状が出現する．
		IV	いかなる身体活動でも心不全症状が生じる．もしくは安静時にも心不全症状がある．
D	治療抵抗性で，特殊なインターベンションを要する	IV	いかなる身体活動でも心不全症状が生じる．もしくは安静時にも心不全症状がある．

（ACCF/AHA 2013 心不全診療ガイドラインを参考に作成）

http://www.j-circ.or.jp/guideline/pdf/JCS2017_tsutsui_h.pdf［2019年4月15日閲覧］

4）心不全患者における栄養評価・管理に関するステートメント（日本心不全学会ガイドライン委員会）http://www.asas.or.jp/jhfs/index.html［2019年4月15日閲覧］

5）Cody RJ, et al. Sodium and water balance in chronic congestive heart failure. J Clin Invest 1986; **77**: 1441-1452

6）Damgaard M, et al. Hemodynamic and neuroendocrine responses to changes in sodium intake in compensated heart failure. Am J Physiol Regul Integr Comp Physiol 2006; **290**: R1294-R1301

7）Hummel SL, et al. Low-sodium dietary approaches to stop hypertension diet reduces blood pressure, arterial stiffness, and oxidative stress in hypertensive heart failure with preserved ejection fraction. Hypertension 2012; **60**: 1200-1206

8）Hummel SL, et al. Low-sodium DASH diet improves diastolic function and ventricular-arterial coupling in hypertensive heart failure with preserved ejection fraction. Circ Heart Fail 2013; **6**: 1165-1171

9）He FJ, et al. Effect of longer-term modest salt reduction on blood pressure. Cochrane Database Syst Rev 2013; **4**: Cd004937

10）O'Donnell MJ, et al. Urinary sodium and potassium excretion and risk of cardiovascular events. JAMA 2011; **306**: 2229-2238

11）Son YJ, et al. Adherence to a sodium-restricted diet is associated with lower symptom burden and longer cardiac event-free survival in patients with heart failure. J Clin Nurs 2011; **20**: 3029-3038

12）Philipson H, et al. Salt and fluid restriction is effective in patients with chronic heart failure. Eur J Heart Fail 2013; **15**: 1304-1310

13）Paterna S, et al. Normal-sodium diet compared with low-sodium diet in compensated congestive heart failure: is sodium an old enemy or a new friend? Clin Sci (Lond) 2008; **114**: 221-230

14）Lennie TA, et al. Three gram sodium intake is associated with longer event-free survival only in patients with advanced heart failure. J Card Fail 2011; **17**: 325-330

15）Arcand J, et al. A high-sodium diet is associated with acute decompensated heart failure in ambulatory heart failure patients: a prospective follow-up study. Am J Clin Nutr 2011; **93**: 332-337

16）Doukky R, et al. Impact of Dietary Sodium Restriction on Heart Failure Outcomes. JACC Heart Fail 2016; **4**: 24-35

17）Smith SC Jr, et al. AHA/ACCF Secondary Prevention and Risk Reduction Therapy for Patients with Coronary and other Atherosclerotic Vascular Disease: 2011 update: a guideline from the American Heart Association and American College of Cardiology Foundation. Circulation 2011; **124**: 2458-2473

18）Tsuchihashi M, et al. Clinical characteristics and prognosis of hospitalized patients with congestive heart failure: a study in Fukuoka, Japan. Jpn Circ J 2000; **64**: 953-959

4. 減塩指導の実際

▶▶▶ **4. 減塩指導の実際**

d 慢性腎臓病（糖尿病性腎臓病を含む）患者に対する減塩指導

Summary

慢性腎臓病（糖尿病性腎臓病を含む）患者の減塩指導と，その裏づけとなる世界の大規模臨床試験の結果について概説する．日本腎臓学会が発行した「慢性腎臓病　生活・食事指導マニュアル―栄養指導実践編―」（ウエブで閲覧可）に基づいて説明する．日本腎臓学会は，このマニュアルを通して「慢性腎臓病患者の1日の食塩摂取量は3～6gとすべきである」と主張している．世界の多くの臨床試験を解析した結果，以下の結論が得られ，1日の食塩摂取3～6gが適切な目標であることがわかった．

① 食塩制限は，糖尿病性腎臓病患者のアルブミン尿および慢性腎臓病患者の蛋白尿を減らす．

② 食塩摂取過剰は，アンジオテンシンⅡ受容体拮抗薬やアンジオテンシン変換酵素阻害薬の，アルブミン尿・蛋白尿減少効果を小さくする．

③ アンジオテンシン変換酵素阻害薬を内服している患者において，食塩摂取過剰だと腎機能障害が進展する可能性が高くなる．

④ なお，食塩を制限し過ぎると腎機能が悪化するので注意が必要である．ただし，慢性腎臓病患者への推奨食塩摂取量の3gという下限値は，日本腎臓学会以外は設定していない．

はじめに

腎疾患，腎機能障害は高血圧を引き起こすし，また高血圧は腎機能を悪化させるという悪循環が認められる．腎機能を直接改善する薬剤はないので，腎疾患患者において，食塩制限によって血圧を適正にコントロールすることは，腎機能低下および透析導入を阻止することにつながる．

また，腎疾患，腎機能障害，アルブミン尿，蛋白尿は脳・心血管イベントのリスクファクターなので，食塩制限を通して血圧を適正に保つことが脳・心血管イベントの防止につながる．

A 慢性腎臓病の定義

慢性腎臓病は，①アルブミン尿や蛋白尿がある，②推算糸球体濾過量（eGFR）が60 mL/分/1.73m² 未満の腎機能障害がある，③その両方があるという状態が3ヵ月以上続いていると，診断がつけられる．原因は糖尿病，慢性糸球体腎炎，高血圧，加齢，膠原病，多発性嚢胞腎など様々であるが，eGFR が60未満あるいは血清クレアチニンが1.5 mg/dL 以上になると病態生理も治療，管理も共通になるので，症候群のように慢性腎臓病という病名でまとめる．慢性腎臓病患者の管理の目標は，透析にならないことと，脳心血管イベントを防止することである．

糖尿病患者については保険で，3ヵ月に1回，アルブミン尿を定量できる．しかし慢性糸球

d. 慢性腎臓病（糖尿病性腎臓病を含む）患者に対する減塩指導

体腎炎，高血圧，膠原病，嚢胞腎などの患者はアルブミン尿測定を許可されないので，蛋白尿を定量する．

アルブミン尿の定量は，随時尿で同時に測定した尿中アルブミン濃度を尿中クレアチニン濃度で割り算する（標準化する）ことで得られ，アルブミン尿が○○mg/gCr と表される．「1gのクレアチニンに対して○○mg のアルブミン尿が出ている」という意味である．これが1日の蓄尿から得られるアルブミン尿の量 mg/日とほぼ等しい．

蛋白尿の定量も，随時尿で同時に測定した尿中蛋白濃度を尿中クレアチニン濃度で割り算することで得られ，蛋白尿が○○g/gCr と表される．これが1日の蓄尿から得られる蛋白尿 g/日とほぼ等しい．したがって蓄尿はする必要がなくなった．

上記に述べたように慢性腎臓病患者の減塩指導をするときは，患者を3つのタイプに分けて考えるとよい．

①アルブミン尿・蛋白尿があるが，腎機能が正常の者
②腎機能障害があるが，アルブミン尿・蛋白尿がない者
③アルブミン尿・蛋白尿と腎機能障害の両方がある者

アルブミン尿・蛋白尿，腎障害，高血圧は互いに障害し合うという悪循環をつくっている．これらの関係を図1にまとめた．アルブミン尿・蛋白尿が続くと腎機能障害が悪化する．アルブミン尿・蛋白尿を減らすと腎機能障害の進展を抑制できる．腎機能障害は血圧を上昇させる．高血圧は蛋白尿および腎機能を悪化させる．腎機能を直接改善する薬剤はまだ発明されていないが，アルブミン尿・蛋白尿を減少させる薬剤と高血圧を改善する薬剤は存在する．これらを改善することにより間接的に腎機能障害進展を抑えている．

アルブミン尿・蛋白尿と高血圧を同時に改善してくれる薬剤はなにか．それがアンジオテンシンⅡ受容体拮抗薬とアンジオテンシン変換酵素阻害薬である．したがって，世界のガイドラインで糖尿病を含む慢性腎臓病には第一選択としてアンジオテンシンⅡ受容体拮抗薬が推奨されるのである．

食塩制限もアルブミン尿・蛋白尿を減らし血圧を下げることが示されている．したがって，腎機能障害の進展を防ぐために，食塩制限はアンジオテンシンⅡ受容体拮抗薬と同等に高い価値があるといえる．

B 腎機能や電解質バランスにおける食塩の生理学的役割

Na イオンは浸透圧を生むので，血清浸透圧を保つことに寄与する．すなわち Na は血管内の血液量（有効循環血漿量）および灌流圧を保ってくれる．しかし食塩を取り過ぎると，血清 Na 濃度を一定に保つために，間質から血管内に水分が引き寄せられる．たとえば Na 10g が引き寄せる水分量は 1,250 mL といわれる．この血管内血液量の増加により血圧は上昇する．更に糸球体の細い血管の内皮細胞や，糸球体周辺の細動脈の血管内皮細胞が傷害されて，腎障害が起こる[1,2]．

Na は血管から間質に出てしまうが，細胞内にはとどまることができない．細胞内に入ってもポンプでどんどん汲み出されるからである．食塩を過剰に摂取したり，腎機能や心機能が低下して尿量が減少し血管内の静水圧が高くなると，Na は血管の外へ出てしまう．血管の外でも Na は浸透圧を生むので，水分も血管内から間質へ出てしまう．これが浮腫，むくみである．したがって浮腫のある患者には，通常よりも強く食塩制限をする必要がある．慢性腎臓病が進行すると過剰に摂取された食塩は体内に蓄積して，浮腫，高血圧，腎障害，心機能障害などを起

61

4. 減塩指導の実際

こす．

C Naバランスとその調節 [1,2)]

　日本の健常ヒトの食塩の1日摂取量は約10gで，摂取量に応じて腎臓から排泄されるのでバランスが保たれている．

　しかし経口で食塩を大量に摂ると，血清浸透圧が上昇して2つの反応が起こる．ひとつは視床下部の渇き中枢が反応して，水をたくさん飲むという行動が起こる．一方，血清浸透圧が上昇すると視床下部でバゾプレッシンが産生されて，下垂体を経て，腎臓の集合尿細管に結合する．集合尿細管のV_2受容体にバゾプレッシンが結合すると，集合尿細管の尿から水分だけ（自由水）が血中に再吸収されて，高い血清浸透圧の血液が薄まる．

　食塩や水分を取り過ぎると，腎機能や心機能によっては血管内の血液量が増して，血圧が上昇したり，間質へ出てしまい浮腫となる．

D 食塩過剰とその症状

　過剰に摂取された食塩は腎臓の糸球体から濾過されるだけでなく，交感神経系やレニン・アンジオテンシン・アルドステロン系によっても調節される．慢性腎臓病ではこれら調節のバランスが悪くなり，食塩が体内に貯留するようになる（図1）．

　図2の交感神経系の模式図に描いたように，過剰な食塩は高Na血症をきたし，高Na血症は脳の視床下部の終板という神経組織に作用して，腎臓へ行く交感神経活動を亢進させる [3)]．腎交感神経活動が亢進すると，近位尿細管におけるNa再吸収が亢進して，血管内のNaが増加する．またレニンが分泌され，アンジオテンシンⅡが産生されて，血管が収縮し心肥大が起こり，血圧が上昇する．アンジオテンシンⅡは副腎皮質に作用してアルドステロンを産生させる．

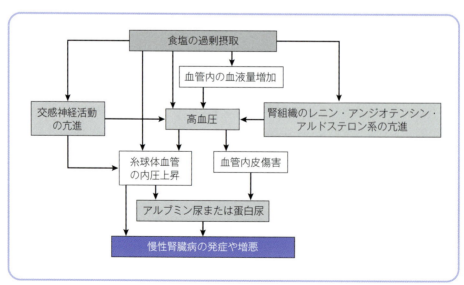

図1　過剰な食塩がアルブミン尿，蛋白尿を生じ，慢性腎臓病（糖尿病性腎臓病を含む）を発症または増悪させるメカニズム

（熊谷作成）

d．慢性腎臓病（糖尿病性腎臓病を含む）患者に対する減塩指導

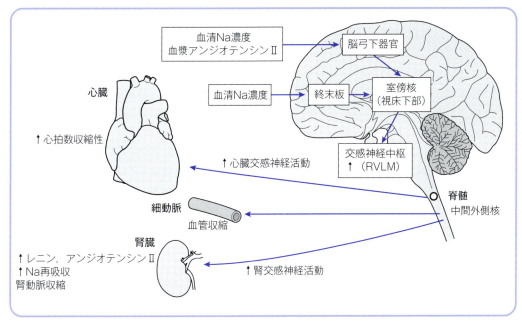

図2　高Na血症が中枢神経系に作用して，末梢の腎交感神経活動を亢進させる模式図

RVLM：rostral ventrolateral medulla，吻側延髄腹外側領域（延髄の交感神経中枢）．食塩を過剰に摂取して高Na血症になると，視床下部の終末板という神経組織が興奮する．それによって腎臓へ行く交感神経活動が亢進する．腎交感神経活動亢進は近位尿細管での血中へのNa再吸収を亢進させるし，レニンという酵素を分泌させる．（熊谷作成）

　正常人では食塩や水の摂取で血管内の血液量が増加すると，レニン・アンジオテンシン・アルドステロン系は抑制されるはずだが，慢性腎臓病の患者の一部ではこの抑制が起こらず，アルドステロンが遠位尿細管に作用して，尿細管中のNaを血中へ再吸収し，血中のKを尿細管へ分泌する．この機序によっても血管内の血液量が増加する．

　1日の蛋白尿が3.5g以上（3.5g/gCr以上）出てしまい，その結果血清アルブミンが3.0g/dL以下になっている病態をネフローゼ症候群という．原因は糖尿病，SLE，慢性糸球体腎炎（膜性増殖性腎炎など）などである．ネフローゼ症候群のように血清アルブミンが低下すると血管内の浸透圧が保てないために，間質に水分やNaが出ていき，浮腫や胸水を生じる．蛋白尿を放置しておくと腎機能障害も発現する．ネフローゼ症候群の場合，食塩過剰摂取はこれらの病態を更に悪化させる．

E　食塩が腎臓を障害するメカニズム

　食塩の過剰摂取は血圧依存的にまた血圧に依存しないで腎障害を加速する[4]．それゆえ腎障害の進展を抑制するために食塩制限が重要である．慢性腎臓病患者では食塩感受性が亢進していることが多いので，減塩による降圧効果，腎保護効果が期待できる．

　食塩過剰が糸球体の足細胞（ポドサイト，上皮細胞）や内皮細胞の傷害を起こし，蛋白尿を生じる．この過程にアルドステロンが関与していることを，Shibataたちが見い出した[5]．更に細胞内シグナル伝達物質のひとつであるRac1が関与していることも明らかにされた．

F 食塩制限が慢性腎臓病の病態を改善するという大規模臨床試験の結果

　食塩過剰摂取がアルブミン尿・蛋白尿を増加させるか，逆に食塩制限はこれらを減らし，透析など腎イベントに陥ることを防止できるかどうかという大規模臨床試験が多数報告されている．この種の試験では，1日の尿中食塩排泄量を，ほぼ1日の食塩摂取量と捉えることが一般的である．

　[1] 糖尿病性腎臓病患者1,177人に対してプラセボまたはアンジオテンシンⅡ受容体拮抗薬（ロサルタンとイルベサルタン）を投与して，蛋白尿や腎機能を追跡した前向きランダム化二重盲検試験であるRENAAL試験とIDNT試験が有名である．Heerspinkらはこれら2つの試験を併せて解析を行った[6]．

　尿中食塩排泄量によって患者を3等分した．アンジオテンシンⅡ受容体拮抗薬を内服している糖尿病性腎臓病患者のうち，最も尿中食塩排泄量が少ない群を低食塩食患者とした．彼らの1日の尿中食塩排泄量は8.8gすなわち尿中Na 152 mmol/日であった．一方，尿中食塩排泄量が最も多い群を高食塩食患者とし，1日の尿中食塩排泄量は12.2gすなわち尿中Na 209 mmol/日であった．

　図3のように低食塩食患者よりも，高食塩食患者において，腎イベント（血清クレアチニンの2倍化と透析導入）の発生率が有意に高かった．また，低食塩食患者においては，腎イベントを起こしたハザード比が，アンジオテンシンⅡ受容体拮抗薬以外の降圧薬よりもアンジオテンシンⅡ受容体拮抗薬で有意に小さかった（0.57）．一方，高食塩食患者や中間食患者ではアンジオテンシンⅡ受容体拮抗薬の優位性が認められなかった．更に低食塩食患者において，アンジオテンシンⅡ受容体拮抗薬を内服した患者は，アンジオテンシンⅡ受容体拮抗薬以外の降圧薬を内服した患者よりも「eGFR低下の傾き」が有意に小さかった．このアンジオテンシンⅡ受

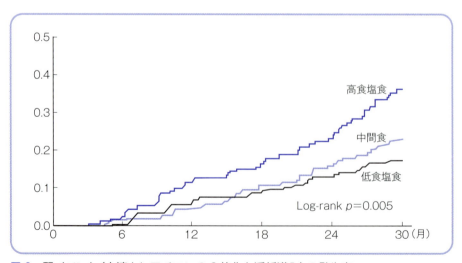

図3　腎イベント（血清クレアチニンの2倍化と透析導入）の発生率．
　アンジオテンシンⅡ受容体拮抗薬を内服している糖尿病性腎臓病患者のうち，低食塩食患者よりも高食塩食患者において，腎イベントの発生率が有意に高かった（RENAAL試験とIDNT試験を併せた解析）．
　（Heerspink HJL, et al. Kidney Int 2012; 82: 330-337 [6] を参考に作成）

d. 慢性腎臓病（糖尿病性腎臓病を含む）患者に対する減塩指導

容体拮抗薬の腎機能保護効果も高食塩食患者や中間食患者では認められなかった．

[2] 糖尿病以外が原因の慢性腎臓病患者500人に対してアンジオテンシン変換酵素阻害薬またはプラセボを投与し，4.2年間追跡した前向きランダム化二重盲検試験（REIN試験）がある[7]．試験前のクレアチニン・クリアランスは平均41 mL/分で，試験前の蛋白尿は平均2.2 g/日であった．

尿中食塩排泄量によって患者を3等分した．慢性腎臓病患者のうち，最も尿中食塩排泄量が少ない群を低食塩食患者とし，1日の尿中食塩排泄量は7.2 g/日（尿中Na/クレアチニン比121.5 mEq/日）であった．すなわち食塩摂取量は7.2 g/日と推測された．一方，尿中食塩排泄量が最も多い群を高食塩食患者とし，尿中食塩量は14.4 g/日（尿中Na/クレアチニン比242.7 mEq/日）であった．透析になった者は，高食塩食患者で，低食塩食患者と中間食患者よりも有意に多かった（図4）．また高食塩食患者では，アンジオテンシン変換酵素阻害薬の蛋白尿減少効果が小さくなってしまう傾向があった．

蛋白尿が多いままの状態が続くと腎機能障害が進展し，逆に蛋白尿を減少させると腎機能障害の進展が抑制される．したがって，更に長期に観察すると，減塩による腎機能障害進展の有意な抑制も得られるかもしれない．

[3] 慢性腎臓病患者を対象とする世界のランダム化試験11編をメタ解析した論文がある[8]．患者数は合計738人であった．低食塩食患者は尿中食塩排泄量すなわち食塩摂取量が1日6.0 g（尿中Na 104 mEq）であり，高食塩食患者は尿中食塩排泄量すなわち食塩摂取量が1日10.4 g（尿中Na 179 mEq）であった．解析の結果，蛋白尿は，低食塩食患者において高食塩食患者よりも0.39 g/日と，有意に少なかった．アルブミン尿も，低食塩食患者は高食塩食患者よりも0.05 g/日，有意に少なかった．他方，腎機能すなわちeGFRは，低食塩食群と高食塩食群の間で差がなかった．

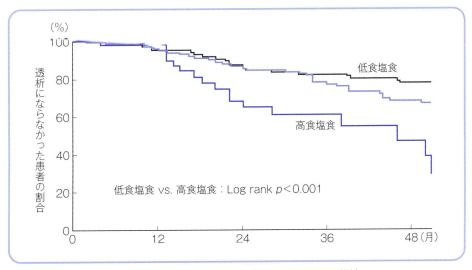

図4 透析にならなかった患者の比率を表すカプラン・マイヤー曲線

慢性腎臓病（糖尿病以外）で透析になった患者は，低食塩食患者と中間食患者と比較して，高食塩食患者で有意に多かった．

(Vegter S, et al. J Am Soc Nephrol 2012; 23: 165-173 [7]を参考に作成)

4. 減塩指導の実際

　これらの機序として，食塩制限により全身血圧が低下し，それによって糸球体濾過圧が低下し，その結果アルブミン尿・蛋白尿が減少すると考えられる.

　[4]　次に，糖尿病および慢性腎臓病患者において，食塩を1日12gから1日8gへ減らすと，アルブミン尿が1日700mgから330mgへ減少した[9]. このアルブミン尿減少効果はサイアザイド利尿薬と同等の効果であった. また別の研究の慢性腎臓病患者において，全死亡のハザード比が1番小さいのが食塩摂取量6〜9g/日（尿中Na 100〜150mmol/日）の群であった[10]. 一方，食塩摂取量3g/日以下は死亡のハザード比が高かった.

　[5]　観察試験でなく介入試験において，すなわち試験実施者があらかじめ意図して低食塩食または高食塩食を与えた結果としての腎機能を追跡した17編の論文を，野村ら[11]がメタ解析した. その結果，低食塩食群（1日約3g，550人）は，高食塩食群（1日約12g，552人）と比較して腎機能（eGFRまたはクレアチニン・クリアランス）が有意に悪いことが明らかとなった. したがって食塩制限は正しいが，過剰な制限をすると腎血流量を減らして，かえって腎機能を悪化させてしまうことを患者と家族によく説明すべきである. もちろんこの論文は高食塩食を勧めていない. また韓国の介入研究において，食塩摂取が1日5g以下および1日10g以上だった者は，1日5〜10gだった者と比較して，10年間に慢性腎臓病（eGFRが60mL/分/1.73m² 未満かつまたは蛋白尿陽性）になった者が有意に多かった[12].

G 慢性腎臓病患者の降圧目標と降圧薬

　図1で示したように，食塩過剰が慢性腎臓病を発症させたり増悪させたりするプロセスを断ち切るために，降圧薬治療は重要な手段である. 日本高血圧学会が2019年に発行した高血圧治療ガイドラインによると，慢性腎臓病患者の降圧目標と用いるべき降圧薬は図5のとおりである[4].

		降圧目標	第一選択薬
糖尿病が原因		130/80mmHg 未満	ARB，ACE 阻害薬
慢性腎臓病（糖尿病以外が原因）	蛋白尿あり	130/80mmHg 未満	ARB，ACE 阻害薬
	蛋白尿なし	140/90mmHg 未満	ARB，ACE 阻害薬 Ca 拮抗薬，利尿薬

尿蛋白 0.15g/gCr 以上を「蛋白尿あり」と判定する.

図5　慢性腎臓病，糖尿病における降圧目標と第一選択薬
　蛋白尿なしの場合は，アンジオテンシンⅡ受容体拮抗薬にこだわる必要がなく，Ca 拮抗薬でよい.
　（日本高血圧学会高血圧治療ガイドライン作成委員会（編）. 高血圧治療ガイドライン 2014，日本高血圧学会，2014 より許諾を得て一部改変して転載）

d. 慢性腎臓病（糖尿病性腎臓病を含む）患者に対する減塩指導

①糖尿病および蛋白尿のある慢性腎臓病患者において，アルブミン尿（30 mg/gCr 以上），蛋白尿（0.15 g/gCr 以上）および腎機能障害を進展させないために，130/80 mmHg 未満に降圧することが必要である．この場合アンジオテンシンⅡ受容体拮抗薬やアンジオテンシン変換酵素阻害薬が第一選択薬である．この降圧目標は脳卒中，心筋梗塞など脳心血管イベント発症を防止するためにも必要である．

②一方，蛋白尿がなく（0.15 g/gCr 未満），eGFR が 60 未満の患者は降圧目標は 140/90 mmHg 未満でよい．またアンジオテンシンⅡ受容体拮抗薬を投与する必要がなく，カルシウム拮抗薬でよい．

③立ちくらみの有無，腎機能悪化や年齢，フレイルの有無や程度に応じて降圧目標を調整する．

④SPRINT 試験が主張するような 120/80 mmHg 未満である必要はないし，危険である．

H 減塩指導の具体的方法 [1, 2]

1．調味料に含まれる食塩量を確認

調味料は計量スプーンを使用して測るべきである．食塩，しょうゆ，ソース，味噌などの食塩量は小さじ 1 杯で何 g というように覚えてもらう．しょうゆやソースは上から多量にかけないで，小皿に出してつけるように指導する．

減塩しょうゆは食塩量をへらすために有効な手段であるが，カリウム（K）が多く含まれるので腎機能障害の患者では K 値に注意する．

2．加工食品に含まれる食塩

できれば加工食品は使わないようにする．素材の鮮度が劣るものほど食塩を使って腐敗を防ぐようにしてある．加工食品のびんや包装の裏に書いてある Na 量は注意して読む必要がある．

「食塩（g）＝表記してある Na（g）×2.5」

という式を患者におぼえていただく．実際の食塩量よりもかなり少ない印象を与えるように表記してあることがわかる．

3．減塩の工夫

減塩するということは「味のないものを食べる」という意味ではない．たとえばしいたけ，昆布，かつおだしなど「うま味」のある食品や，ごま，しょうが，こしょう，七味，にんにく，わさび，青しそ，ねぎなど香辛料や薬味を使うとよい．酢の物，レモンなど酸味を利用するのもよい．

4．外食や中食の注意

外食や中食（なかしょく．練り物・揚げ物など調理済みの惣菜，コンビニ弁当など）は食塩が多いことを患者に説明する．

どんぶり物はすでに調理されていて食塩を減らすことが難しいので，食塩管理がしやすい定食物を選ぶようにする．漬物や味噌汁を断わったり，残すことができる．

使われている材料や食塩量がわからない惣菜は，買わないようにする．

4. 減塩指導の実際

I 慢性腎臓病患者のタイプごとの食塩制限

1. アルブミン尿・蛋白尿が大量で，腎機能は正常の患者

　食塩を過剰摂取することでアルブミン尿・蛋白尿が増えてしまうことが報告されている[8]．また食塩摂取が多いとアンジオテンシンⅡ受容体拮抗薬やアンジオテンシン変換酵素阻害薬の降圧効果やアルブミン尿・蛋白尿減少効果が弱まってしまう[7]．したがって食塩摂取量を1日3〜6gに制限する．

2. 推算糸球体濾過量（eGFR）が60〜30mL/分/1.73m²（ステージG3）の患者

　eGFRが60未満になったら食塩摂取量を1日3〜6gとするのが原則である．ただし，この段階では尿量が保たれている，または尿量が正常者よりもむしろ多い患者がいるので，過剰な食塩制限や水分制限は避ける．減塩しょうゆはカリウム（K）が多く含まれるので，慢性腎臓病患者は血清Kを1ヵ月に1回測定すべきである．

　食塩摂取量を過剰に制限するとかえって腎機能が低下するので注意が必要である．

3. 推算糸球体濾過量（eGFR）が30mL/分/1.73m²（ステージG4）より低い患者

　CKDの段階がステージG4やG5になると，尿量が減って，浮腫，高血圧，胸水，心不全が生じてくるので，ここから本格的な食塩制限が重要となる．

　頻回に尿中Na濃度を測定し，多いならばより食塩制限するよう指導する．また時々胸部X線写真を撮り，心拡大や胸水があるならば食塩制限を強化する．

おわりに

　日本腎臓学会が発行した「慢性腎臓病　生活・食事指導マニュアル　―栄養指導実践編―」[1]に基づいて説明した．日本腎臓学会は，このマニュアルにおいて慢性腎臓病患者の1日の食塩摂取量は3〜6gとすべきであると主張している．ただし，慢性腎臓病患者への推奨食塩摂取量の3g/日という下限値は，日本腎臓学会以外は設定していない．

　世界の多くの臨床試験を解析した結果，以下の結論が得られ，食塩摂取3〜6g/日が適切な目標であることがわかった．
　①食塩制限は，糖尿病性腎臓病のアルブミン尿および慢性腎臓病患者の蛋白尿を減らす．
　②食塩摂取過剰は，アンジオテンシンⅡ受容体拮抗薬やアンジオテンシン変換酵素阻害薬のアルブミン尿・蛋白尿減少効果を小さくする．
　③アンジオテンシンⅡ受容体拮抗薬やアンジオテンシン変換酵素阻害薬を内服している患者において，食塩摂取過剰だと透析導入になる可能性が高くなる．
　④ただし，過剰に食塩を制限し過ぎると腎機能が悪化するので，注意が必要である．

d. 慢性腎臓病（糖尿病性腎臓病を含む）患者に対する減塩指導

> **コラム**
>
> **【透析患者の食塩摂取量】**
>
> 　血液透析および腹膜透析の患者は食塩摂取が 6 g/日を超えてもよい場合がある．このことは日本高血圧学会減塩委員会のホームページにも明記されている．理由としては，食塩を制限し過ぎると食欲が低下し，体重が減少したり血清アルブミンやコレステロールが低下することによって，免疫能力が低下するからである．これらの因子を通じて透析患者の生命予後が悪化することが示されている．
>
> 　腹膜透析患者において，アンジオテンシンⅡ受容体拮抗薬は残腎機能を保つために有用である．食塩過剰摂取はアンジオテンシンⅡ受容体拮抗薬の残腎機能保護効果を弱くしてしまうので，食塩制限をしっかりとすることが，自分の尿量を保ち，腎機能を長持ちさせることにつながる．

文献

1) 日本腎臓学会，腎疾患重症化予防実践事業，生活・食事指導マニュアル改訂委員会（編）．慢性腎臓病　生活・食事指導マニュアル　―栄養指導実践編―，東京医学社，2013

2) 飯田喜俊，兼平奈奈（編）．慢性腎臓病（CKD）食事指導のポイント，第3版，医歯薬出版，2016

3) 熊谷裕生，大島直紀．交感神経系の伝達経路と腎神経アブレーション．医学のあゆみ 2013; **243**: 357-366

4) 日本高血圧学会高血圧治療ガイドライン作成委員会（編）．高血圧治療ガイドライン 2019，日本高血圧学会，2019

5) Shibata S, et al. Modification of mineralocorticoid receptor function by Rac1 GTPase: implication in proteinuric kidney disease. Nature Med 2008; **14**: 1370-1376

6) Heerspink HJL, et al. Moderation of dietary sodium potentiates the renal and cardiovascular protective effects of angiotensin receptor blockers. Kidney Int 2012; **82**: 330-337

7) Vegter S, et al. Sodium intake, ACE inhibition, and progression to ESRD. J Am Soc Nephrol 2012; **23**: 165-173

8) Garofalo C, et al. Dietary salt restriction in chronic kidney disease: A meta-analysis of randomized clinical trials. Nutrients 2018; **10**: 732. 1-15

9) Kwakemaak AJ, et al. Effects of sodium restriction and hydrochlorothiazide on RAAS blockade efficacy in diabetic nephropathy: a randomised clinical trial. Lancet Diabetes Endocrinol 2014; **2**: 385-395

10) Heerspink HJL, et al. Improving the efficacy of RAAS blockade in patients with chronic kidney disease. Nature Rev Nephrol 2013; **9**. 112 121

11) Nomura K, et al. Renal function in relation to sodium intake: a quantitative review of the literature. Kidney Int 2017; **92**: 67-78

12) Yoon C-Y, et al. High and low sodium intakes are associated with incident chronic kidney disease in patients with normal renal function and hypertension. Kidney Int 2018; **93**: 921-931

▶▶▶ **4. 減塩指導の実際**

ⓔ 健診の場を利用した減塩指導

Summary

　日常生活のなかで食塩はわれわれの健康に大きな影響を及ぼしている．食塩の過剰摂取は様々な病気を引き起こすため減塩が重要であるが，自分自身の食塩摂取量を知らなければ減塩自体が困難である．そこで健康診断（健診）受診者の食塩摂取量を算出して，年齢別，男女別，地域別に食塩摂取量を健診センター内に掲示した．しかし，その内容は全体的なものであり一定期間経過したのちに作成したものであったため，掲示だけでは減塩に対する効果は不十分であった．そこで，健診受診日当日に食塩摂取量を算出するシステムを作成し，結果説明時に減塩指導を行うようにした．毎年，同様の方法で指導することで減塩が進んでいくであろうと考えている．

はじめに

　食塩は調味料として知られるが，われわれの生命維持に必要な物質である．食塩の量が料理の味を左右するように，人間の体においても食塩の摂り過ぎは健康被害を引き起こす．最も食塩と関連が深い健康被害が高血圧であり，食塩摂取量が多いと血圧や高血圧発症率が高く，逆に食塩摂取量が少なければ血圧や高血圧発症率は低いという疫学研究がある[1~3]．更に，食塩制限を行うと血圧は低下し，正常血圧者ですら食塩の過剰摂取は血圧を上昇させる[4~6]．つまり，高血圧症患者のみならず正常血圧者においても食塩制限は重要である．厚生労働省が5年ごとに発表している「日本人の食事摂取基準」において，2020年版では男性は7.5g/日未満，女性は6.5g/日未満の食塩摂取基準が示されており[7]，これは健常人における食塩制限の必要性を意味している．実際，血圧以外でも食塩の過剰摂取は動脈硬化を引き起こし，脳卒中による死亡[8,9]，狭心症や心筋梗塞，心臓肥大，心不全，腎不全の原因になる．動脈硬化性疾患以外では骨粗鬆症，尿路結石，胃癌[10,11]との関係が知られており，食塩の過剰摂取がいかに不利益なものか理解できる．すべての国民が食塩制限，つまり減塩に興味を抱くことが重要であるが，厚生労働省の国民健康・栄養調査が示すとおり，摂取基準までの減塩は現実的には難しい．そこで，比較的健康であると考えられる健康診断（健診）受診者を対象に減塩指導ができないかと考えた．ほとんどの人は自分自身の食塩摂取量を知らないので，健診受診者各人の食塩摂取量が判明すれば，健診の場において減塩指導を実施できる可能性が高いからである．

A 当地区（静岡県西部地区）の食塩摂取量

　減塩指導を行う場合，一般の人々がどの程度の食塩を摂取しているのかを把握する必要がある．ほとんどの人は自分自身の食塩摂取量がわからないので，それを評価するのにいくつかの方法が提唱されている．摂取した食塩がほぼ尿中に排泄されるため，24時間蓄尿を行えば1日摂取食塩量がわかることになるが，すべての人が24時間蓄尿を実施することは困難である．そこで，食塩摂取量を随時尿から推定する方法が考案された[12]．そのなかで，当院ではKamataらの推定式[13]を用いて2008年度から健康意識が高いと考えられる人間ドック受診者において尿中Na排泄量から食塩摂取量の測定を開始した．ただし，測定値は確実なものではなく推定値であり，個々の値には多少の誤差があるという認識を持つ必要がある．1年間のデータを集計してみると，厚生労働省の国民健康・栄養調査と同様に食塩摂取量には明らかな男女差が認められ，2008年度は男性：12.3 g/日（平均年齢56.1歳），女性：8.4 g/日（55.1歳）と2008年の日本全国平均より男性（11.9 g/日）では多く，女性（10.1 g/日）では少なかった．全国平均との違いは，当院がJA（農業協同組合）の病院であり人間ドック受診者に農業従事者が多く，男性が2/3を占めている影響があるかもしれない．高齢受診者も多く65歳以上の高齢者率が増加しているが，加齢に伴い食塩摂取量が多くなっている結果は（図1），国民健康・栄養調査と同様であった．年間の人間ドック受診者は8,000人程度だが，地域差が存在するかを検討した．浜松市は2007年に政令指定都市に制定され7つの行政区を設置したので，その7つの行政区および近郊の都市・町とで食塩摂取量を比較した．年齢の影響を受けていると思われるが，食塩摂取量に地域差があることがわかった（図2）．これらの結果を，当院の健診センターの掲示板に掲示し受診者の眼に止まるよう働きかけた．しかし，当時はなかなか興味を持ってみてくれる受診者は多くなかった．

B 食塩摂取目標

　厚生労働省は「今後5年間に達成したい日本人の食事摂取基準」のなかで，食塩摂取基準を提示している．2010年版の食塩摂取基準では男性で9.0 g/日未満，女性で7.5 g/日未満とされており[14]，高血圧患者に対しては日本高血圧学会が6.0 g/日未満の減塩目標を掲げている[15]．これらの目標を達成できている受診者の割合は，当院の2011年度のデータを用いた場合，正常血圧者では男性が14.8％，女性が38.6％，高血圧患者では男性が0.7％，女性が8.3％であった．国民健康・栄養調査が発表している食塩摂取量は徐々に低下してきており，厚生労働省は2015年に健常人の食塩摂取基準を男性で8.0 g/日未満，女性で7.0 g/日未満と更に低い値に設定した[7]．ところが当院の2016年度における正常血圧者の食塩摂取基準達成率は，男性が5.5％，女性は27.1％とかなり低率であった．2010年版で提示された基準値を使用して2016年度のデータを再検討してみても，達成率は正常血圧男性が12.9％，正常血圧女性が37.3％と5年間で悪化していた．高血圧患者においても2016年度の減塩目標達成率は男性が0.4％，女性が7.3％と更に低下していた．更に残念なことに，2008年度から2016年度までの食塩摂取量を算出してみると，厚生労働省が示す国民健康・栄養調査では食塩摂取量が低下してきているのに対し，当院人間ドック受診者の食塩摂取量は徐々に増加していた（図3）．このように減塩はほとんど進んでおらず，むしろ摂取食塩量は増加傾向である．食塩摂取量の結果を掲示するだけでは受診者への啓発は不十分と考えられ，異なる方法でもっと積極的に減塩に取り組む必要があると思われた．

4. 減塩指導の実際

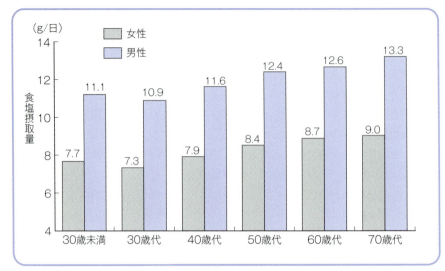

図1 遠州地区の食塩摂取量（2008年度　男女別・年代別）

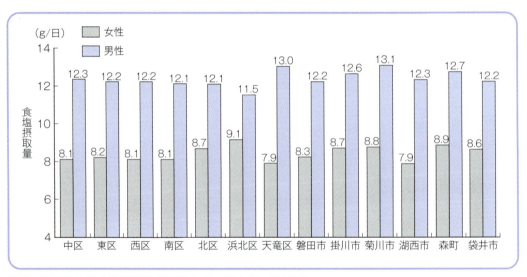

図2 遠州地区の食塩摂取量（2008年度　男女別・地区別）

用語解説

【日本人の食事摂取基準】

　国民健康・栄養調査で2009年から2014年までの期間で食塩摂取量が男性で11.6g/日から10.9g/日まで，女性で9.9g/日から9.2g/日まで低下したことを受けて，厚生労働省は食塩摂取基準を2010年版から2015年版に改定する際，男性は9.0g/日から8.0g/日まで，女性は7.5g/日から7.0g/日まで引き下げた．その後も食塩摂取量は低下しており，2020年版では男性7.5g/日未満，女性6.5g/日未満が提案された[16]．

e. 健診の場を利用した減塩指導

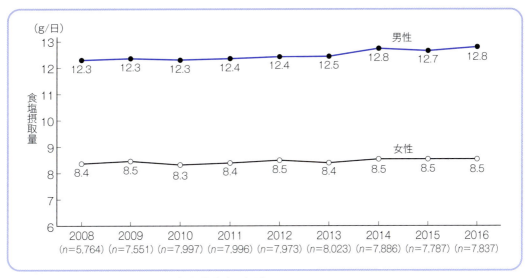

図3　遠州地区民の食塩摂取量の年次推移（男女別）

C 食塩と高血圧との関連

　食塩摂取量は血圧カテゴリーと関連があり，至適血圧，正常血圧，正常高値血圧，高血圧というように血圧カテゴリーが高くなるにつれて食塩摂取量は増加している（図4）．注目すべきことは，高血圧のカテゴリーに属する対象者では，降圧薬治療の有無にかかわらず食塩摂取量が多いということである．これは高血圧で薬物治療を受けていても食塩摂取量には無頓着で減塩できていないという残念な結果を示すものであった．また，われわれは同時期に浜松市内における食塩摂取量と高血圧の関連を検討した[17]．浜松市の7つの行政区での検討では，以前に報告された結果と同様に，食塩摂取量が多い区において高血圧有病は高率であった（図5a）．これらの結果は，食塩過剰摂取が血圧を上昇させるという現象を再現しているものと思われる．また，内科標榜医療機関数と食塩摂取量を検討してみると，予想に反してそれらには逆相関があり，一内科あたりの人口が多い区ほど食塩摂取量が少ない関係にあった（図5b）．言い換えると，十分な医療を提供していると考えられる「一内科あたりの人口が少ない区」において食塩摂取量が多いということである．人間ドック受診者のみを対象としており，実際の人口分布を正確に表しているわけではないので断言はできないが，医療機関の数が多いからといって減塩が進んでいるわけではない．つまり，医療機関で減塩指導が十分に行われていない，あるいは減塩指導にもかかわらず食塩制限が困難であることを示唆するものであり，減塩指導を医療機関のみに託してはいけないことを意味している．ただし，医療機関を受診するのは何らかの疾患を持つ患者であり，一般の健常人が受診するわけではない．高血圧患者だけではなく，一般の人々においても減塩は改善すべき生活習慣のひとつなので医療機関以外で減塩指導を行う必要性が生じてくる．だからこそ，健診を受ける一般住民が食塩摂取量を減らすことができれば，国民の健康に通じることとなる．そのためには，健診の場で各人の食塩摂取量が示され，健診部門の職員が一丸となって受診者に減塩指導を行う必要がある．そうすれば一般市民全体の減塩運動が進む可能性がある．

4. 減塩指導の実際

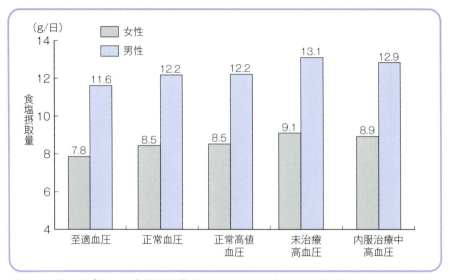

図4 血圧カテゴリーと食塩摂取量（2008年度 男女別・年代別）

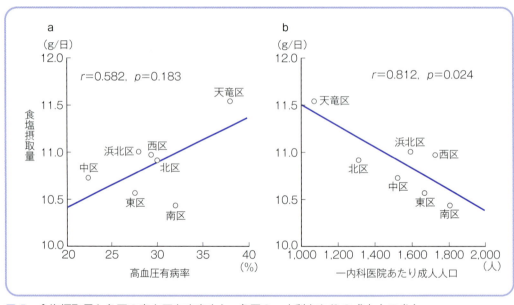

図5 食塩摂取量と各区の高血圧有病率(a)，各区の一内科あたりの成人人口(b)
(髙瀬浩之ほか．血圧 2011; 18: 398-403 [17] を参考に作成)

D 食塩過剰摂取は高血圧発症の危険因子である

　食塩の過剰摂取は血圧上昇をきたすことが知られている[5,6]．われわれは健診のデータを用いた前向き研究で，正常血圧者でも食塩摂取量が多いと高血圧発症率が上昇することを報告した[18]．この研究で厚生労働省の 2010 年版の食塩摂取基準（男性で 9.0 g/日未満，女性で 7.5 g/日未満）を利用し，この基準値よりも食塩摂取量が多い群は少ない群よりも 1.25 倍高血圧発症率が高かった（多変量 Cox-hazard 解析による）．その傾向は男性においてより顕著であった（図6）．後ろ

e. 健診の場を利用した減塩指導

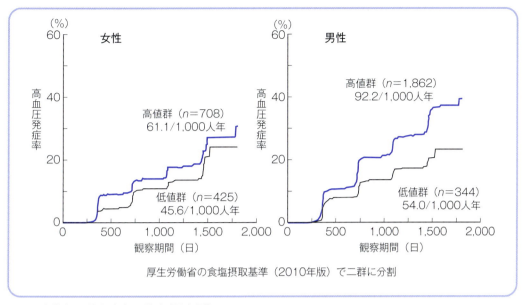

図6　食塩摂取量と高血圧発症（男女別）

向きに解析してみると，高血圧発症者は登録時にすでに食塩摂取量が多かった（高血圧未発症者10.4 g/日，高血圧発症者11.4 g/日）．更に，高血圧未発症者では登録時から観察終了までの期間で食塩摂取量は年間0.05 g/日の増加に過ぎなかったのに対し，高血圧発症者では登録時から高血圧発症時までの期間で年間0.28 g/日も増加していた．つまり，高血圧未発症者の食塩摂取量は観察期間中ほとんど変化がないのに対して，高血圧発症者は前述のようにもともと食塩摂取量が多いだけでなく，年々食塩摂取量が増加していたことになる．驚いたのは，高血圧発症前後の期間で食塩摂取量を比べてみると，高血圧発症者は高血圧と診断された後も減塩することなく食塩摂取量が多かったことである（図7）．高血圧発症後は降圧薬治療が始まり血圧は低下するが減塩はできていない．医療機関からの指導や啓発が足りないのか，本人の努力が足りないのかはわからないが，高血圧診療のなかで減塩という生活習慣改善は置き去りにされている．高血圧患者にとって食塩摂取量を6 g/日未満にするのはかなり困難であるが，少なくとも高血圧発症者は減塩に前向きになっていくべきである．

E　減塩指導の実際

どのように減塩指導を行うかが長年の課題であった．現在にいたるまで，人間ドックでの食塩摂取量の算出に対して受診者から追加費用を徴収しているわけではないので，毎年の全体平均を掲示することはできたが受診者各人に結果を提示する方法を当院のシステムのなかで構築できなかった．ようやく2017年度から各人の推定食塩摂取量を当日の人間ドック面談（検査結果説明）時に提示できるようになった．今までの全体結果を掲示するだけでは，自分の食塩摂取量がどれくらいなのか不明であり，年齢別および居住地区別の食塩摂取量の掲示をみて過ごすことしかできなかった．これでは減塩効果が表れなかったが，各人が自分の食塩摂取量の結果を聞くことでよりいっそう減塩の必要性を認識できるようになった．各人の実感は「自分自身が思っていたよりも食塩摂取量が多かった」ことである．土橋らが考案した「塩分チェックシー

4. 減塩指導の実際

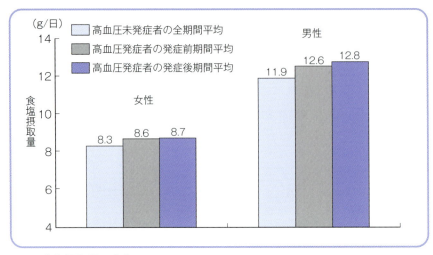

図7　食塩摂取量の変化

ト」[19]も利用しており，減塩のためにはどこを改善すべきかを保健師も伝えやすくなった．浜松市の人口が80万人なのに対して毎年8,000人弱の受診者に食塩摂取量のことを伝えているだけなので，この方法が効果を示すにはまだ数年かかると思われるが，地道な努力がいつか実を結ぶことを期待している．

おわりに

　食塩の過剰摂取は高血圧以外にも種々の疾患との関連が報告されている．当院の健診でも肥満やメタボリックシンドローム，慢性腎臓病，心房細動などが食塩摂取量と関連していた．食塩の過剰摂取が健康被害を引き起こすことは明らかであるが，思うように減塩は進んでいない．厚生労働省や日本高血圧学会が食塩摂取基準を設定しており，高血圧患者だけでなく正常血圧者も食塩摂取量を減らす努力が不十分である．比較的健常な人々が多く受診する健診で，各人が摂取している食塩量を提示しながら減塩指導を行うことは，受診者自身にも理解しやすい方法である．当院の健診における減塩指導はまだ始まったばかりで結果が出るにはもうしばらく時間がかかるであろう．しかし，このような指導を毎年続けることで少なくとも受診者本人やその家族には何らかの影響が出るはずである．更に，当院以外の健診センター，地域の医師会や行政，小売店やレストランなどの食品取扱業者と協力し合って，地域全体としての減塩運動を進めていきたい．

コラム

【塩を減らせば薬も減らせる】

　高血圧患者において，血圧を下げるために降圧薬治療は有効であるが，減塩により降圧薬の減量や中止が可能になる可能性がある．更に血圧以外の問題も提起しながら減塩の重要性を医療従事者は患者に伝えるべきである．

【減塩指導のちょっとしたコツ】

　食塩摂取量については，あくまでも推定値であり前日の食事の影響を受ける．その結果を参考にして受診者に減塩指導する場合は，前日の食事内容を加味した説明が必要で，そこから普段の食習慣の改善へと誘導することも重要である．

文献

1) Meneely GR, Dahl LK. Electrolytes in hypertension: the effects of sodium chloride. The evidence from animal and human studies. Med Clin North Am 1961; **45**: 271-283

2) Intersalt Cooperative Research Group. Intersalt: an international study of electrolyte excretion and blood pressure. Results for 24 hour urinary sodium and potassium excretion. BMJ 1988; **297**: 319-328

3) Mente A, et al. PURE Investigators. Association of urinary sodium and potassium excretion with blood pressure. N Engl J Med 2014; **371**: 601-611

4) Sacks FM, et al. DASH-Sodium Collaborative Research Group. Effects on blood pressure of reduced dietary sodium and the Dietary Approaches to Stop Hypertension (DASH) diet. DASH-Sodium Collaborative Research Group. N Engl J Med 2001; **344**: 3-10

5) Luft FC, et al. Cardiovascular and humoral responses to extremes of sodium intake in normal black and white men. Circulation 1979; **60**: 697-706

6) Murray RH, et al. Blood pressure responses to extremes of sodium intake in normal man. Proc Soc Exp Biol Med 1978; **159**: 432-436

7) 厚生労働省．日本人の食事摂取基準（2015 年版）
http://www.mhlw.go.jp/stf/shingi/0000041824.html ［2019 年 4 月 15 日閲覧］

8) Nagata C, et al. Sodium intake and risk of death from stroke in Japanese men and women. Stroke 2004; **35**: 1543-1547

9) Tomonari T, et al. Is salt intake an independent risk factor of stroke mortality? Demographic analysis by regions in Japan. J Am Soc Hypertens 2011; **5**: 456-462

10) Tsugane S, et al. Salt and salted food intake and subsequent risk of gastric cancer among middle-aged Japanese men and women. Br J Cancer 2004; **90**: 128-134

11) Kurosawa M, et al. Highly salted food and mountain herbs elevate the risk for somach cancer death in a rural area of Japan. J Gastroenterol Hepatol 2006; **21**: 1681-1686

12) Kawano Y, et al. Working Group for Dietary Salt Reduction of the Japanese Society of Hypertension. Report of the Working Group for Dietary Salt Reduction of the Japanese Society of Hypertension: (2) Assessment of salt intake in the management of hypertension. Hypertens Res 2007; **30**: 887-893

13) Kamata K, Tochikubo O. Estimation of 24-h urinary sodium excretion using lean body mass and overnight urine collected by a pipe-sampling method. J Hypertens 2002; **20**: 2191-2197

14) 厚生労働省．日本人の食事摂取基準（2010 年版）
http://www.mhlw.go.jp/shingi/2009/05/s0529-4.html ［2019 年 4 月 15 日閲覧］

15) 日本高血圧学会高血圧治療ガイドライン作成委員会（編）．高血圧治療ガイドライン 2019．日本高血圧学会，2019

16) 厚生労働省．日本人の食事摂取基準（2020 年版）策定検討会資料
https://www.mhlw.go.jp/content/10901000/000491509.pdf ［2019 年 4 月 15 日閲覧］

17) 高瀬浩之ほか．浜松市における食塩摂取と高血圧に関する調査．血圧 2011; **18**: 398-403

18) Takase H, et al. Dietary Sodium Consumption Predicts Future Blood Pressure and Incident Hypertension in the Japanese Normotensive General Population. J Am Heart Assoc 2015; **4**: e001959

19) 土橋卓也ほか．高血圧患者における簡易食事調査票『塩分チェックシート』の妥当性についての検討．血圧 2013; **20**: 1239-1243

▶▶▶ **4. 減塩指導の実際**

f 将来のために子どもから大人まで, 地域における減塩啓発活動

Summary

　日本で一番多い疾患は高血圧であるが, 日本のような高食塩食の環境下では高血圧患者に減塩指導をしても, 新しく高血圧になる人はあとを絶たない. 診察室での目の前の患者の治療はもちろん, 将来の患者を減少させるためには, 社会に目を向けた活動も大切である. そのためには, 医療従事者だけでなく, 多職種が協力して減塩できる社会環境をつくることが重要である. 健康寿命延伸のためには, 国民すべての食の減塩化を図るべきであるが, 特に味覚を形成する幼小児期に自然に減塩の食習慣を身につけることが最も効果的であると考えられる. このような観点から最近盛んになった各地の減塩啓発活動についても紹介し, 要点や活動の具体的方法などを解説し, 展望を開く.

はじめに

　日本の食の特徴は, 大きく分けて2つあると思われる. ひとつは日本古来の食塩過剰な食習慣と, もうひとつは, 戦後欧米化によってもたらされた, 脂質や糖質の多い食習慣と飽食である. メタボリックシンドロームの概念が登場して国民に食習慣の修正を求め始めると, 体重増加に関係が深い脂質や糖質の制限は意識されてきたが, 日本人にとって食塩過剰は習慣的に当たり前の味であるために減塩への行動変容は起こりにくかった. 医学的重要性はさることながら, 行政においても少子高齢化や, 平均寿命と健康寿命のギャップが問題視される今こそが, 患者や国民の減塩への積極的行動変容を仕かけていく好機と捉えて啓発活動をすべきである. それには, 自身の食塩摂取量を知ることができる環境づくり(食塩摂取量の見える化), おいしい減塩食を実食体験できる場をつくること, 加工食品の減塩化, それを知らせる広報のツール, 実地医家と基幹病院の連携づくり, 啓発するセミナーやイベントの開催, その環境を日常診療に活かすこと, そして将来に向けた子供たちへのアプローチが必要[1]である. そして活動には医師主導で, 管理栄養士, 医療従事者や料理人, 企業, 編集者そして行政, 教育など多職種の協力が重要である.

A 全国各地の減塩活動

　以前から自治体の保健事業の一環として管理栄養士や保健師が住民のために減塩指導をする活動は行われていたが, 医師主導で料理人など多職種が協力して行う, 減塩食を普及させる社会活動はあまりなかった. 医師が主導すると, 医学的根拠に基づいた総合的な減塩啓発をプロデュースすることができるので効果が高いと思われる. そのような活動は2008年に広島県呉市において医師会のグループなどが始めたプロジェクト[2]が最初の試みだと思われるが徐々に各

f. 将来のために子どもから大人まで，地域における減塩啓発活動

表1　全国の医師主導減塩ムーブメント

- こだわりのヘルシーグルメレストランプロジェクト in 呉・広島（ソルコンクラブ）（医師主導・料理人と協力，医師会，広島大学，日本高血圧学会など）2008 年
- 尼崎市適塩化フォーラム（医師会）
- 浜松市減塩・低カロリープロジェクト（医師会）
- 適塩フォーラム in KYOTO（医師会）
- かるしおプロジェクト（国立循環器病研究センター）（病院）
- 健康減塩フェスタ in せいてつ病院（病院）
- 陶生病院減塩の取り組み（病院）
- 篠田総合病院減塩の取り組み（病院）
- 琉球大学チャンブルースタディ・ゆい健康プロジェクト（大学）
- 東北大学（大学）
- 三重大学（大学）
- 和歌山ヘルシー健康料理（大学）
- 小樽・食を通じた健康づくり（保健所長主導）
  など

地で医師主導の減塩活動が増加して，継続的な活動として，地域の市民の健康に寄与している．代表的な活動を表 1 に示すが，他に，現在準備中のグループもあり，それ以外にも多くの医師や医療従事者が減塩のために活動している．活動の母体は，各地で日本高血圧学会会員がかかわる団体が多く，医師会，病院，大学，保健所の単位，あるいはそれらの連携で活動していることが多い．管理栄養士や保健師の役割も大きく，また地域の飲食店などが協力している活動も増加した．また自治体の減塩の取り組みは，長野県や新潟県などでは古くから行われていたが，日本高血圧学会からの減塩の呼びかけや厚生労働省による食塩摂取量目標値の引き下げなどから，各地で近年活発になった．各地で，様々な工夫がみられる．

B 減塩しやすい社会環境をつくる仕かけ

1. 食塩摂取量を「見える化」する～推定食塩摂取量を地域の医療機関なら何処でも測定できる環境づくり～

a）患者に対して

日本の味の習慣なので自分が高食塩を摂っていると認識する人は少ない．自身の食塩摂取量を知ることではじめて目標値との差を認識して減塩する動機づけになるので重要である．しかし独自の検査センターを持つ基幹病院などでは尿による推定食塩摂取量[3]の検査は容易にできるが，かかりつけ医である一般診療所の実地医家などでは推定量を算出する計算式が煩雑なために検査が普及していない．そこで実地医家が簡単に検査できるように，地域の医師会の検査センターなどと協力して，患者の随時尿を提出すれば推定食塩摂取量の検査結果が届く仕組みをつくることが重要である．一般的な保険請求も可能である．

たとえば呉市医師会臨床検査センターでは 2013 年から随時尿による推定食塩摂取量検査を開始したため，かかりつけ医で簡単に食塩摂取量を見える化できる環境となり，内科に留まらず，外科，泌尿器科，整形外科や耳鼻咽喉科などでも活用している．他の地域でも対応する医師会が増えている．

b）市民に対して

高血圧などの予防のために減塩は健常者にも必要であるが，市民が自身の食塩摂取量を知る機会は少ないので高食塩摂取に気づきにくい．市民が受ける特定健診に推定食塩摂取量検査を組み入れると年に一度は認識することになるので有意義である．その検査導入の働きかけも積

4. 減塩指導の実際

極的に行いたい．たとえば呉市では 2013 年から国民健康保険の特定健診の項目に推定食塩摂取量検査を導入して，健診を受けた市民に食塩摂取量の見える化が実現したため，市民は自分の推定食塩摂取量を知ることが当たり前となった．市の予算にかかわるので簡単ではないが，他の地域にもぜひ推奨したい．

2. おいしい減塩食を実食体験できる環境づくり

長い間，医療現場で医師や管理栄養士が減塩の必要性や方法を口頭で説明してきたがなかなか伝わらず，食塩や調味料などの計量も煩雑なので行動変容にはつながりにくい．百聞は一食に如かず，一食瞭然，つまり減塩食を実際に食べて舌で味を覚えるのが一番効率的である．しかもおいしくなくては続かない．以前は，入院食でしか食べられなかった減塩食は，辛く我慢の負のイメージが強かったが，近所の町のレストランがおいしい減塩食を提供すれば，患者も市民も子供たちも自由に気軽に実食体験ができて，味のレッスンをすることができ，それを家庭食にも応用できるので有意義である．それを目的として，和洋中，その他の多くの飲食店に，決められた一定の基準に沿った減塩食をメニューの一部として提供するよう求める活動は，医師主導で多職種の協力の下 2008 年より広島県呉市で医師会のグループなどを中心として始まり[2]（http://healthy-lunch-kure.com/），患者や市民が活用している．この活動は地域での味噌や減塩調味料や減塩パン製造などにも波及効果があった．また，病院発・おいしい減塩病院食のノウハウを家庭で実践する仕組みをつくりあげた「かるしおプロジェクト」（www.ncvc.go.jp）も特筆すべきである．

更に，日本各地でもそれぞれ医師主導の減塩活動が展開されている．地域のスーパーマーケットやコンビニエンスストアに減塩コーナーが開設されるところも増えてきた．また，国民の減塩への行動変容を促すために，日本高血圧学会減塩委員会が全国の加工食品業界に減塩食品の製造を呼びかけて，減塩食品がぞくぞくと市場に登場しホームページで紹介している．国民が減塩商品を購入できる機会は着実に増えている．

3. 市民に発信，広報するツール

患者のみならず市民に減塩を啓発することが重要である．せっかくの飲食店での減塩食の実体験も市民に知れわたらなければ活用できないし，利用がなければ協力参加店のモチベーションも低下する．そこで広報する仕組みが重要である．町のタウン情報誌などに協力を求めて，飲食店の提供するおいしい減塩メニューや，新しい減塩商品，またスーパーやコンビニの協力などを記事にするのが効果的と思われる．また，健康に関する情報やイベント，講演会などの案内にも利用できる．自治体の広報誌に掲載できればよいが，実際には制約が多く難しい．

4. 実地医家と基幹病院の連携づくり

挑戦しているのになかなか減塩できない患者には専門的な個別指導が必要となる．かかりつけ医では高血圧専門の医師も少なく，専属の管理栄養士を持たない施設が多いため十分な指導が困難なので，基幹病院と連携してかかりつけ医から高血圧外来などに紹介すると管理栄養士による食事，減塩指導を受けられる仕組みを構築するとよい．

5. 減塩を啓発するセミナーやイベントの開催

減塩の概念を「子どもから大人まで」社会に一気に啓発するため，学術的要素と減塩体験型イベント[4]を組み合わせた，世界ではじめて減塩に特化した「減塩サミット in 呉 2012」[5]が開

f. 将来のために子どもから大人まで，地域における減塩啓発活動

催された．呉で始まった「こだわりのヘルシーグルメダイエットレストラン in 呉＆広島プロジェクト」[2] の活動を基盤にして，日本高血圧学会や日本高血圧協会の支援を受けて，医療従事者，料理人などの飲食産業関係者，一般企業，学校関係者，行政，市民および子供たちを対象にした集会である．スローガンは「子供たちとこの国の未来のために市民と医師が本気で減塩について考える．SALT-CONSCIOUS」と謳われた．このサミットに全国から多くの医療従事者や自治体関係者が参加して，その参加者たちがのちに各地で減塩活動を展開することにつながっていった．地元の呉市でもこれがレガシーとなって健康増進課の「始めよう減塩生活」という熱心な減塩活動が始まった．その後日本高血圧学会では，減塩サミット in 大阪，in 広島，in 福岡を続けて開催し，その後も学会総会およびフォーラム開催時に付随して，会員や市民に向けた減塩イベントを継続的に開催している．また，尼崎や浜松，京都などでは日本高血圧学会会員が所属する医師のグループなど，定期的に減塩のイベントを開催する団体もあり地域に根づいている（日本高血圧学会減塩委員会のホームページに開催方法や情報を掲載している（jpnsh.jp/general_salt.html）．他の地域でも医師会と行政が連携して減塩のイベントを開催するところも増えている．日本高血圧協会主催「市民公開講座」と併せて，減塩イベントを開催するのも効率的である．

　また，減塩環境を維持するためには，意識から離さないことが大切と考えて絶えず新しい試みや小さくてもイベントを行うことが有効である．ランチパスポートをみせると減塩メニューを割引料金で楽しめる仕組みや，市民が考えた一夜限りの，減塩おつまみでお酒を飲むイベントなどのアイデアも参考になる．繰り返して行うことが意識定着に効果的である．

C 環境を活かして高血圧を診療，そして予防する

1. 患者に対して

　たとえば，まず随時尿で食塩摂取量を推定して，結果を知らせ，「塩分成績表」（図1）をわたす．これで患者は自身の食塩摂取量に驚き，減塩の動機づけができる．定期的に行うことにより，変化を実感して自己評価できるようになる．

　次に，おいしい減塩食を提供するレストランのリストをわたして，そこで実食して，その味や食事全体の分量を経験してそれを家庭料理に活かすように指導する．舌と目で味わう減塩食のレッスンである．また，減塩食品や減塩弁当，減塩惣菜やグッズを販売するコーナーのあるコンビニエンスストアやスーパーマーケットなどを紹介して，商品を食生活に上手に役立てることを促す．環境をつくれば，このように社会を利用して診療できるので効率的である．

　また患者が高血圧治療に参加して，減塩の意識を持つためには，家庭血圧の測定が不可欠であるので家庭血圧計の購入を促す．原則として，朝起床排尿後と就寝前の2回測定を行うが，家庭血圧を記録することにより，血圧上昇時など，自身の高食塩食の食生活などを振り返り反省できる．他にも気温，気象，睡眠不足，多忙，睡眠時無呼吸やストレスとの関係，また血圧低下時には脱水などの状況も実感でき，積極的に治療にかかわる意識づけができる．

　また，治療に汎用されているアンジオテンシンII受容体拮抗薬などのレニン・アンジオテンシン系（RAS）の降圧薬は減塩によって降圧作用に相乗効果があるので，他の降圧薬の数を減らすことができる利点がある．服用薬剤の数を減らしたい患者には減塩の動機づけにもなり，ひいては医療費削減につながる．

　また，レストランでの実食も繰り返すことで減塩の味に慣れて自身の味として会得できるようになる．

4. 減塩指導の実際

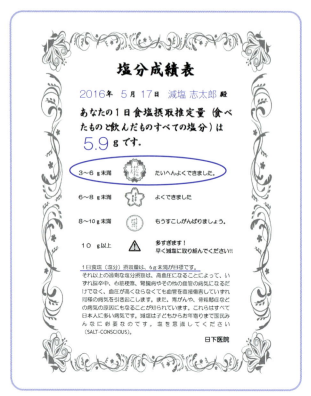

図1　患者に手わたす塩分成績表例

　更に，食塩摂取コントロール不良や栄養指導が必要な患者は，管理栄養士による詳細な減塩，栄養指導を受けるために，連携する地域の基幹病院の高血圧外来へ紹介する．減塩のイベントを開催するときは，院内の掲示板などでも患者に積極的に知らせて参加をうながす．

2. 市民に対して

　市民の購読が多い，民間のタウン情報誌や，活動のホームページにイベント開催や，レストランやコンビニ，スーパーマーケット，パン屋などの最新情報を逐一掲載することが，患者だけでなく市民にも減塩食を浸透させるために有用だと思われる．また，地域に特定健診で推定食塩摂取量を測定する仕組みができれば市民に減塩の意識が浸透すると思われる．減塩のイベントを繰り返して行うことも有用である．

D　将来に向けた子供たちへのアプローチ

　特に将来を見据えると若者や，三つ子の魂百までともいわれるように生涯の生活習慣を形成する幼小児のうちからの食育が最も重要といえる[1]．しかも一人残らず，知らないうちに自然に味を学べる小学校の学校給食の減塩化が究極である．
　日本では幼小児の食塩摂取量も多い[6]．高血圧などの生活習慣病は，中高年になって発症する場合が多いが，子どものころからの高食塩の食習慣の積み重ねが影響していると思われる．子どものころから減塩するとそれが普通の味となり，適塩となって生涯，脳心血管病などから身

f. 将来のために子どもから大人まで，地域における減塩啓発活動

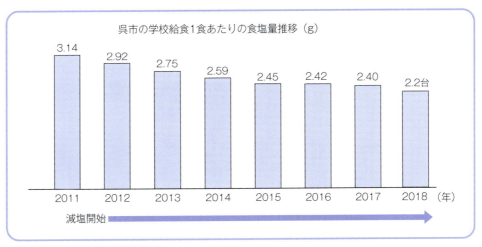

図2　呉市の小学校は減塩給食
（呉市提供）

を守ることができる．また大人になって減塩する必要も無い．それなので親やまわりの大人が子供たちに提供する食環境の責任は重いのである．そこで，何より効果を期待できるのは，学校給食を減塩給食にすることである．すでに呉市（2012年），尼崎市，滋賀県草津市では小学校や一部の中学校で減塩給食が始まっている．呉市の学校給食の一食分の食塩相当量の推移を図2に示すが，徐々に食塩量を減らしているため，味が薄くて不味いという声はなく残食もないという．学校栄養士による減塩の食育も充実しつつある．他の地域にも推奨したい．

　児童生徒やその父兄に減塩の食育を試みることも有用である．子供たちの自主的な減塩調べ学習や，減塩味噌汁実習などへと発展が期待できる．

　減塩サミットなどのイベントのなかで，子ども減塩ポスターや作文，高校生川柳，高校生による減塩研究発表など，子どもたち参加のイベントを重視して，子どもの減塩の必要性を発信することも有用と思われる．

　また，2017年10月から，日本高血圧学会が主催する総会とフォーラムにおいて若手研究者活性化委員会，減塩委員会，ダイバーシティ推進委員会，国際高血圧準備委員会，実地医家部会のコラボレーションにより「減塩のためのキッズクッキングショー」が開催されている．管理栄養士が考案したレシピを，指導のもとに子どもと父兄でいっしょにつくって実食する試みである．開催地は松山，京都（図3），旭川と続いた．学会に併せて各地で開催することにより，その地域の親子を啓発できる．子どもが減塩すると親や祖父母の世代も影響されて減塩する傾向がある．子どもが減塩のイベントに参加すると，必ず父兄の同伴があり，若い世代の人たちに減塩を意識させることにもつながるので有意義である．

　子どもの頃からの高血圧予防教育と減塩の食育を行うには，校医の仕事を見直す必要がある．禁煙や違法薬物に対する授業は知られているが，一番多い疾患でしかも教育によって予防が期待できる高血圧についてはあまりなされていないのが現実である．全国で内科や小児科の校医が健診することのみならず，年に1回でも高血圧・減塩の授業を行う制度をつくれば，将来の健康寿命の延伸も期待できる．今後は高校生や大学生，妊娠可能になる年代の若い女性，妊婦，そして保育園，幼稚園や小学校の父兄など若い世代への高血圧，減塩教育も必要になってくる．若者をターゲットにした講演会やイベントを開催することも考慮すべきである．すでに宇治市など複数の自治体が出張授業などを行っている．

4. 減塩指導の実際

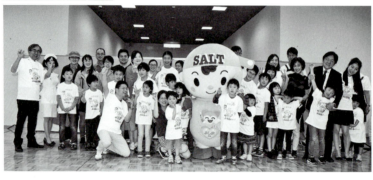

図3 第7回臨床高血圧フォーラムにおいて開催されたキッズのための減塩クッキングショーに集まった子供たち

E これからの展望

JSH高血圧治療ガイドライン2019では，脳心血管病予防のために，降圧目標が下がることから，治療においても，降圧薬の役割はさることながら減塩の重要性は更に高まる．それには地域で直接，市民や患者にかかわる実地医家の役割も大きい．また，高血圧予防も重要性を増し，子ども，若年者を含む市民の減塩の社会的達成が大きな鍵となろう．

1. 企業への働きかけ

国民は特に塩辛い味が好きな訳ではなく，ほとんどの加工食品などに過剰な塩が含まれているが，それを普通だと疑問も持たないだけであることを認識して，食品企業は，国民の健康のために塩分控えめが当たり前というスタンスをとって欲しい．最近ではすでに多くの食品企業が減塩商品を販売しているが，それが特殊なのではなく，スタンダードになることを願う．

2. 国や地方行政からの働きかけの重要性

英国ではMacGregorらが主導して英国政府が2005～2008年にかけて，加工食品の食塩をすべて10%減塩する制度を実施したことにより，国民の食塩摂取量が平均1日9.5gから8.5gに減少して医療費が2,100億円削減できたと報告したが，日本においても減塩の必要性を国民が認識し始めた今，行政が積極的に食品産業をその方向に誘導すべき時期に来ている．学校保健や学校教育でも減塩の食育に注力すべきである．

3. 医療従事者の役割

もはや高血圧になった患者だけを対象に診察室で診療をしているだけでは高血圧患者はあとを絶たない．学校医を含む実地医家にとって，それぞれの立場や場所で，できるだけ地域のメディカルスタッフや他業種とも協力して，社会活動にも注力すべき時代が来たと思われる．

f. 将来のために子どもから大人まで，地域における減塩啓発活動

4．被災地にはまず減塩食を

近年，日本は水害や地震など大きな災害に見舞われることが多いが，被災者が脱水傾向にあり，また降圧薬などを内服できず，血圧が高くなるような極限状態のとき，脳卒中や心筋梗塞などの災害被災関連死を防ぐため，「被災地には先ず減塩食を」をスローガンにして，減塩食品の備蓄と，支援の場合はまず減塩食品を送る習慣を促したい．

F 協力レストランの具体的つくり方，維持活用の方法

呉で始まった活動は 10 年の継続となったが，同じように地域に減塩食を実食できる環境づくりを目指す方々からメニューづくりとレストランの活用の具体的方法を知りたいとニーズが多い．ここからは興味のある方だけ読んで参考にされたい．

レストランでは，1 店に少なくとも 1 つ，1 食分食塩 2.6 g 未満で 400～600 kcal，地産地消の食材を使いおいしさにこだわるという基準を満たすメニュー（主にランチ）を提供する．現在，和食，フランス料理，イタリア料理，インド料理，創作料理，職員食堂，スーパーマーケットの減塩弁当，日本蕎麦，ラーメン，お好み焼き，ピザなどの約 40～50 店が参加しているが，ヒットメニューになって定着したものも多々ある．

まず組織づくりであるが，多職種の参加が重要である．呉市医師会の循環器病研究会や日本高血圧学会，広島大学循環器内科同門会などに所属する医師を中心として，管理栄養士，レストランの料理人，タウン情報誌の編集長，呉市保健所（健康増進課），消費者協議会などに協力を依頼してプロジェクトを立ち上げた．日本高血圧学会と日本高血圧協会の共催も得た．地域対策協議会や広島協会けんぽなどの参加も得られた．

実際にレストランに依頼して承諾を得るのが最大の難関である．まずは行きつけのレストランの料理人などに依頼を切り出す，または地域の飲食店に詳しいタウン情報誌の編集者とともに食事に通い，料理人と顔見知りになることから始める．行きつけの店の料理人から飲食店組合などに紹介してもらえればなおよい．ある程度活動が認知されたら自らの希望で参加する店も増えてくる．

参加の承諾を得られたら，一食分の基準などを示したパンフレットをわたし，また，レシピの書き方も案内する（図 4）．料理人は，食塩を計って使うわけではなく目分量のことが多く，カロリー計算もしないことが多いので，料理人によるグラム表示は困難なことが多いため，「食塩小さじ 1/2 杯」とか，「2 本の指でひとつまみ」のような表現を用いてレシピ表に記入する．また加工食品中の食塩含有量を意識していないことも多いので，食材をそのまま書くことにする．つまり，「ロースハム 2 枚」，「ケチャップ大さじ 1 杯」などである．料理人からレシピが提出されたら，プロジェクトの管理栄養士が食塩相当量やカロリーなどを計算して，基準に合うまで料理人と相談し協力してメニューを完成させる．根気が必要となる場合も多い．

基準を満たしたランチメニューは，レストランで販売するが，同時にタウン情報誌の誌面で紹介し，プロジェクトのホームページ（http://healthy-lunch-kure.com/）にも参加店として掲載する．該当レストランは，このプロジェクトの証として地元が愛する球団の協力でマスコットをあしらった，ステッカー（図 5）を店内などに目印として掲示する．

ここからが始まりである．商品として完成させるまでも重要だが，商品となったあと中止せずに継続させるにはビジネスとして成り立つようにアフターケアが重要である．そのランチをできるだけ食べて誠意をみせることが大事だ．昼時間に行うスタッフの院内勉強会のときの仕

4. 減塩指導の実際

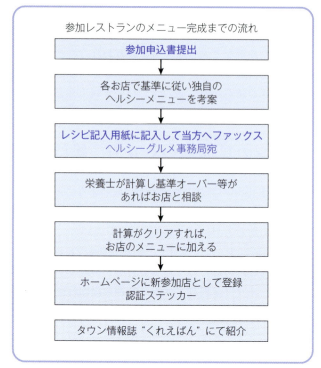

図4　参加希望レストランのメニュー完成までの手順の例

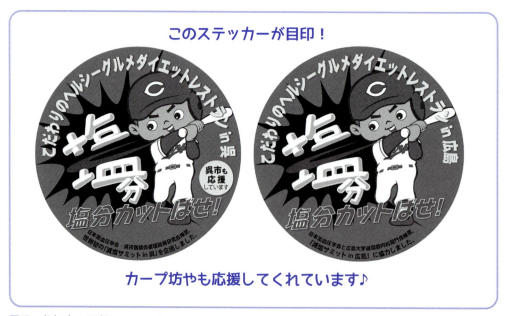

図5　参加店の目印のステッカー
　　　広島県民にとって元気のもと，カープ坊やをデザインに取り入れた．

出しランチとして活用したり，研究会の情報交換会などのときには，ホテルのレストランにバイキング形式で2～3品減塩コーナーを設けたりする．ホテルでのビジネス会食のときには，フ

ランス料理のコースを活用する．最近では，全国各地でも，講演会や研究会などの開催に合わせて限定的ではあるが，減塩の料理づくりに挑戦するホテルが増えていると実感する．

また，時々タウン情報誌と連携して，期間限定のランチパスポートを飲食店にみせれば，減塩ランチを割引料金で食べられるキャンペーンを行うなど，手を変え品を変え，維持継続の下支えを考える．

おわりに

各地で始まった，あるいはこれから始まろうとしている多くの減塩啓発活動に期待し，多角的に発展して，減塩を声高に叫ばなければならない社会の食環境のステージが穏やかな適塩に移り，それが国の減塩制度化につながることを望む．

文献

1) 日下美穂．小児期からの減塩対策こそ健康長寿への道．循環器内科 2018; **83**: 371-375
2) 日下美穂．【減塩プロジェクト】ヘルシーグルメダイエットレストラン活動．血圧 2012; **19**: 805-809
3) Working Group for Dietary Salt Reduction of the Japanese Society of Hypertension: Hypertens Res 2007; **30**: 887
4) 減塩サミット in 呉 2012 実行委員会．減塩サミット in 呉 2012 プログラム・抄録集．減塩サミット in 呉 2012 実行委員会，2012
5) 日下美穂．減塩サミット in 呉 2012―子供たちとこの国の未来のために，市民と医師が本気で減塩について考える：SALT-CONSCIOUS―．循環器内科 2012; **72**: 222-227
6) Morinaga Y, et al. Salt intake in 3-year-old Japanese children. Hypertens Res 2011; **34**: 836-839

▶▶▶ **4. 減塩指導の実際**

g 食育における減塩の意義と実践

Summary

　日本では 2005 年に「食育基本法」が公布され，「食育推進基本計画」に基づく食育施策が進められている．食育推進の現状と展開を踏まえ，健康寿命延伸の観点から「健康な食事」と「和食」のあり方について考え，「適切な栄養バランス」と「おいしい減塩」を実践するポイントや，個人の行動を支援するための食環境整備の取り組みについて紹介する．

はじめに

　食と健康をめぐる様々な問題に対処するため，2000 年 3 月「健康日本 21」[1] と同時に「食生活指針」[2] が策定され，2005 年 6 月には「食育基本法」[3] が公布，日本版フードガイド「食事バランスガイド」[4] も策定されて，「食育推進基本計画」[5] に基づく食育の推進が図られている．2013 年には「和食」がユネスコ無形文化遺産に登録され，日本人の伝統的な食文化を見直し継承しようという機運が高まっている．確かに日本は世界に冠たる長寿国だが，平均寿命と健康寿命には約 10 年の開きがある．肥満は少ないものの，食塩摂取量は依然として多く，国民の約 1/3 が高血圧というのが実態である．国際的には，2011 年国際連合の生活習慣病対策専門家会議において，緊急に対応すべき最重要優先課題としてタバコに次ぐ 2 番目に「減塩」があげられる [6] など，減塩対策が極めて重要視されている．そこで，日本における食育の展開と「健康な食事」や「和食」のあり方について考え，「おいしい減塩」を実践するポイントと食環境整備の取り組みについて紹介したい．

A 食育の背景とこれまでの取り組み

　1985（昭和 60）年，当時の厚生省は国民一人一人が食生活改善に取り組むように「健康づくりのための食生活指針」を策定，1990（平成 2）年には個々人の特性に応じた具体的な食生活の目標として「対象特性別の食生活指針」を策定した．しかし，日本の食生活は，健康・栄養についての適正な情報の不足，食習慣の乱れ，食料の海外依存，食べ残しや食品の廃棄の増加などから，栄養バランスの偏り，生活習慣病の増加，食料自給率の低下，食料資源の浪費など様々な問題が生じてきた．そのため，2000（平成 12）年 3 月，当時の文部省，厚生省，農林水産省は三省合同で「食生活指針」を策定し [2]，国民一人一人の食生活の見直しを支援する環境づくりを開始した．また同時期，第 3 次国民健康づくり対策（健康日本 21）[1] が開始され，2002（平成 14）年には国民の健康の増進の総合的な推進に関し基本的な事項を定めるとともに，国民の健康の増進を図るための措置を講じ，国民保健の向上を図ることを目的として「健康増進法」が公布された（平成 15 年 5 月 1 日施行）．

また，2005 年 6 月「食育基本法」[3] 公布（同年 7 月 1 日施行）と同時に，日本版フードガイド「食事バランスガイド」[4] が作成された．更に，国は「食育基本法」に基づき食育推進基本計画（第 1 次：平成 18〜22 年度，第 2 次：平成 23〜27 年度）を作成して食育を推進，2013（平成 25）年度から 10 年計画の国民健康づくり対策「健康日本 21（第 2 次）」が開始され，平成 25 年 12 月には「和食：日本人の伝統的な食文化」がユネスコ無形文化遺産に登録されるなど食に関する幅広い分野での施策に進展がみられる．2016（平成 28）年 3 月には，第 3 次食育推進基本計画[5]を決定し，「実践の輪を広げよう」をコンセプトに食育の推進を図っており，同年 6 月には「食生活指針」が 16 年ぶりに改定された[7]．

B 食育推進の成果と今後の展開

食育推進基本計画に基づく食育推進の成果は，食育基本法制定後毎年食育白書で報告されており，「食育に関心を持っている国民の割合」や「朝食または夕食を家族といっしょに食べる（共食）回数」「栄養バランスなどに配慮した食生活を送っている国民の割合」「農林漁業体験を経験した国民の割合」「食品の安全性に関する基礎的な知識を持っている国民の割合」などが増加し，食育推進計画を作成・実施している市町村の割合は，2018（平成 30）年 3 月末時点で 79.3％になり，家庭や学校，保育所などにおいて食育は着実に推進，進展している[8]．

しかし，食の現状の変化に伴う課題として，①若い世代の健康や栄養に関する低い知識・意識・実践状況，②世帯構造，生活状況の変化による単独世帯，一人親世帯また子供の貧困問題，③高齢化の急速な進展と健康寿命延伸，④食に対する感謝の念と理解，食品ロスの削減など環境への配慮，⑤日本の大切な食文化の継承などがあげられる．

今後の食育の推進にあたっては，これら食をめぐる課題を踏まえ，国は第 3 次食育基本計画において重点課題と基本的な取り組み方針を定め，様々な関係者がそれぞれの特性を生かしながら，多様に連携・協働して，国民が「自ら食育推進のための活動を実践する」ことに取り組むとともに，国民が実践しやすい社会環境づくりにも取り組むことになっている[7,8]．

C 健康な食事とは

健康のために何をどのように食べたらよいかを提示するものとして，「食事摂取基準」「食生活指針」「食品/食事ガイド」などがある．「食事摂取基準」は健康増進法に基づき，国民の健康寿命の延伸を最終目標として，エネルギーおよび各栄養素の摂取量の基準を示すもので，5 年ごとに改訂される専門家向けの定量的基準値（栄養勧告）である．「食生活指針」は，国民の健康増進と生活の質（QOL）の向上，食料の安定供給の確保を目的にした，望ましい食生活を実践するための定性的メッセージ（表 1）であり，「食品/食事ガイド」は食品（料理）群の適正摂取量を半定量的に示した視覚媒体で，両者は一般国民向けの食事勧告である．日本版フードガイド「食事バランスガイド」[4] は，「食生活指針」を具体的な行動に結びつけ，1 日に「何を」「どれだけ」食べたらよいか考える際の参考となるように，食事の望ましい組合せとおおよその量（sv）が，コマをイメージしたイラストで示され（図 1），食事摂取基準との対応も図られている[9]．

健康増進法に基づき策定された「国民の健康の増進の総合的な推進を図るための基本的な方針」いわゆる「健康日本 21（第 2 次）」の栄養・食生活では，主要な生活習慣病予防の観点から，①「栄養状態」をよりよくする「適正な食物摂取」，②適正な食物摂取のための「食行動」，③個人の食行動を支援する「食環境」の 3 段階で目標値が定められている（図 2）[10]．その「適正な

4. 減塩指導の実際

表1　日本人の食生活指針（2016年6月改定）

①食事を楽しみましょう．
②1日の食事リズムから，健やかな生活リズムを．
③適度な運動とバランスのよい食事で，適正体重維持．
④主食，主菜，副菜を基本に，食事のバランスを．
⑤ごはんなどの穀類をしっかりと．
⑥野菜・果物，牛乳・乳製品，豆類，魚なども組み合わせて．
⑦食塩は控えめに，脂肪は質と量を考えて．
⑧日本の食文化や地域の産物を活かし，郷土の味の継承を．
⑨食糧資源を大切に，無駄や廃棄の少ない食生活を．
⑩「食」に関する理解を深め，食生活を見直してみましょう．

(参考：http://www.maff.go.jp/j/syokuiku/shishinn.html)

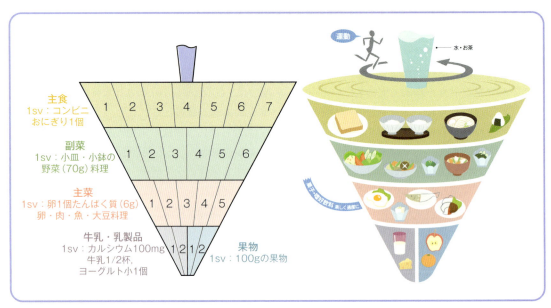

図1　食事バランスガイドと1日あたりの目安量

　主食，副菜，主菜，牛乳・乳製品，果物の望ましい組み合わせとおおよその量（目安）を料理の数（sv）で表した日本版フードガイド
　(参考：厚生労働省ホームページ，栄養・食育対策の推進「食事バランスガイドについて」)
　(https://www.mhlw.go.jp/bunya/kenkou/eiyou-syokuji.html)

食物摂取」では，「主食・主菜・副菜をそろえた食事増加」「野菜・果物摂取量増加」「食塩摂取量減少」「適正体重者の増加」があげられており，「第3次食育推進基本計画」の目標にも反映されている[5]．

　また，厚生労働省は，2013（平成25）年6月「日本人の長寿を支える『健康な食事』のあり方に関する検討の方向性」を示して検討会を立ち上げ，健康維持や疾病予防の推進と健康産業の創出を視野に入れて，健康，栄養，食品，加工・調理，食文化，生産・流通，経済など様々な側面から検討し，「健康な食事」の捉え方を整理し，生活習慣病の予防に資する「健康な食事」を事業者が提供するための基準を策定，マークを決定した[11]．その基準は，食事摂取基準（2015年版）における主要な栄養素の摂取基準値[12]を満たし，かつ，現在の日本人の食習慣を踏まえた食品の量と組合せを求めたものである．なお，「健康な食事」は「健康な心身の維持・増進に

g. 食育における減塩の意義と実践

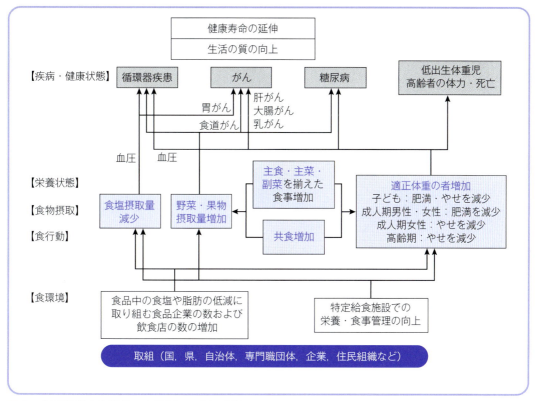

図2　生活習慣病と栄養・食生活の目標の関連
　（参考：厚生科学審議会地域保健健康増進栄養部会，次期国民健康づくり運動プラン策定専門委員会．健康日本21（第2次）の推進に関する参考資料，p.96，平成24年7月）
　（https://www.mhlw.go.jp/bunya/kenkou/dl/kenkounippon21_02.pdf）

必要とされる栄養バランスを基本とする食生活が，無理なく持続している状態を意味すること」，その実現のために「日本の食文化の良さを引き継ぐとともに，おいしさや楽しみを伴っていることが大切」と記され，「食育」と同様，食物摂取や栄養状態のみが対象ではなく，食育基本法で示されているように，食物生産・消費や食文化まで含めた広い概念で「食」が捉えられている．

D 健康な食事と和食，減塩の工夫

　「和食：日本人の伝統的な食文化」が2013（平成25）年12月ユネスコの無形文化遺産に登録された．和食は，自然を尊ぶ日本人の気質に基づいた伝統的な食文化であり，①多彩で新鮮な食材とその持ち味の尊重，②自然の美しさや季節の表現，③年中行事との密接な関連，④栄養バランスに優れた健康食の4点が特徴としてあげられ，「地域性」「精神性」「社会性」「機能性」の4要素で構成される[13]．その機能性について，栄養バランスがよいといわれる和食の基本型は「一汁三菜」で，うま味を活かした「汁」と「焼物（主菜）」「煮物（副菜）」「和え物（副副菜）」の副食（おかず）が，主食の「ご飯」といっしょにひとつのお膳に載る程度の食事である．その和食献立の例を食事バランスガイド表記すると，主食・副菜・主菜はきちんとあるが，牛乳・乳製品と果物がない（図3上部）．食品成分表を用いて栄養計算した結果を食事摂取基準2015のエネルギー産生栄養素バランスや基準量の1/3値と比較すると，低脂肪・低エネルギーで栄養バラ

91

4. 減塩指導の実際

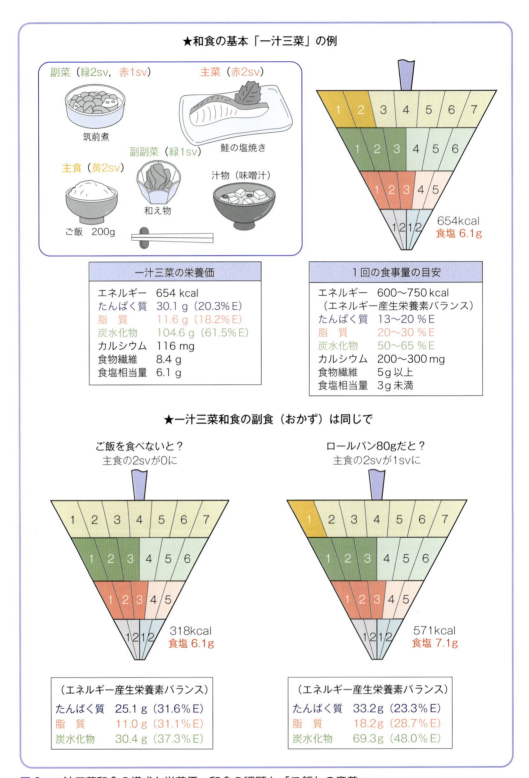

図3 一汁三菜和食の構成と栄養価～和食の課題と「ご飯」の意義～
　　上：一汁三菜は，低脂肪で栄養バランスはよいが，食塩が多くカルシウムが少ない．
　　下：栄養バランスに優れた和食は，主食（ご飯）を食べるのが前提となっている．
　　　　ご飯を「食べない」とバランスが大きく崩れ，「パンに替える」と食塩も増える．

g. 食育における減塩の意義と実践

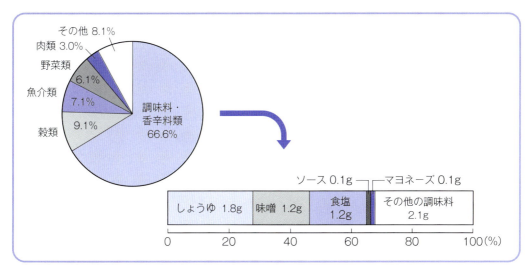

図4 食塩の摂取源（20歳以上）
（参考：厚生労働省平成28年国民健康・栄養調査報告[14]，p.90-93，食品群別栄養素等摂取量）

表2 食塩を減らしても美味しい減塩の工夫
①食材の持ち味やうま味を活かす
　　素材の風味や食感，ダシのうま味
　　酢・柑橘類・ヨーグルトなどの酸味
　　香辛料（胡椒など）や香草類（生姜・ニンニクなど）の香りと独特の風味
　　種実類（ゴマ・ナッツなど）の香ばしさと食感
　　ごま油やオリーブ油，バターなどの油脂風味
　　牛乳やヨーグルト，チーズなど乳製品のコクと塩分
②適度な焦げや切り方，提供の仕方を工夫する
　　焼き・揚げ・焦げ目の香ばしさ，うま味を活かす調理，提供温度
③塩味調味料は食材の表面につける
　　混ぜ込まず表面にふる，料理表面の塩味は少量でも感じる
④主食は無塩のごはんを優先する
　　味飯や麺類，パスタ，パンは有塩（食塩：1～2g/1食）
⑤加工食品や調理食品の食塩に注意する
　　食塩が少ない物を選び，食品の塩味や風味を活かす工夫を
⑥美味しい減塩調味料や減塩食材を活用する

ンスはよいが，食塩が多くカルシウムが少ないことがわかる．また，主食のご飯を食べないと栄養バランスが大きく崩れること（図3下左），パンに換えると更に食塩が増えることもわかる（図3下右）．和食の栄養バランスがよいのは副食（おかず）ではなく，主食のご飯と組み合わせた結果であり，和食の基本は無塩のご飯であることに留意したい．

　なお，和食の課題である「食塩の過剰摂取」は，日本人の食生活に欠かせない煮物・和え物・汁物・加工食品に使用される塩やしょうゆ・味噌に由来する（図4）．しかし，それらの使用量を単純に減らすだけでは，味が薄くなり味気ないもの（不味）になってしまう．食塩を減らしてもおいしい食事にするには，減塩の工夫が必要である（表2）．また，減塩指導などでは，食塩の過剰摂取につながる汁物を控えるように指導することが多い．そこで，ご飯200gと卵焼き，ほうれん草のお浸しに加える副食料理一品（野菜類140gと豚肉30gを使った，主菜1つ・副菜2つ相当の料理）が，肉野菜炒めか豚汁かで比較した．献立の食事バランスガイドの数は同じだ

4. 減塩指導の実際

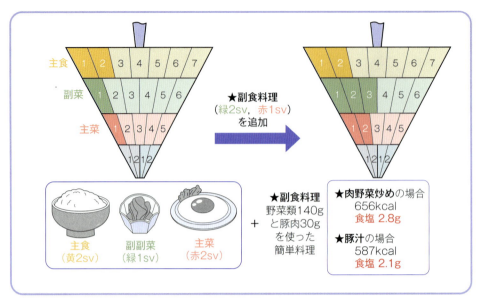

図5 副食（おかず）が炒め物と汁物の場合の食塩量は？

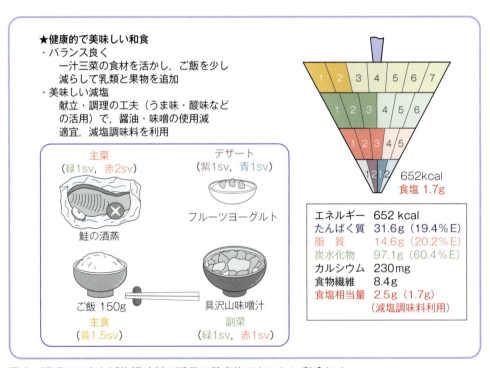

図6 調理の工夫と減塩調味料の活用で健康的でおいしい和食に！

が，豚汁のほうが食塩が少なく，低エネルギーである（図5右）．具材からうま味やコクが出るため味噌やしょうゆなどが少量でもおいしく，油を使わずに済む結果であった．副食に追加される汁物の塩分は食塩摂取量増になるが，副食としての汁物料理であれば，具材からのうま味とコクによって最小限の食塩で満足感を得ることができる．高齢者など唾液の量が少ない人に

は特に，副食はうま味を活かした汁物料理にして提供することが望ましい．

　図3の一汁三菜和食献立を調理の工夫と減塩調味料の活用で，食塩相当量を2g未満にした例を示す(図6)．塩鮭を生鮭に替え，臭みを消しうま味を引き出す程度の塩を振り，野菜といっしょに酒蒸しにして，ポン酢しょうゆをかける．筑前煮とみそ汁をいっしょにして具沢山みそ汁にし，フルーツヨーグルトを加えた調理の工夫で，栄養バランスが更によくなり，食塩は2.5gに．また，食塩・しょうゆ・味噌を減塩にすることで1.7gにまで抑えることができた．

E　食行動と食環境の改善

　日本人の食料消費（最終飲食費）の約8割は加工品と外食で[15]．過去30年間の家計調査結果では，内食（魚や野菜など生食材の購入）が減少，外食は横ばい，中食（弁当・惣菜など調理食品）の購入金額が70％以上増加しており[16]，惣菜や弁当など調理された食品の利用が増えている（図7）．自分で調理し食事をつくる機会が減り，中食や外食の利用が多くなると，自分で食事の内容を整えることが難しい．生活習慣の基礎が形成される幼少期からの減塩が，生涯の血圧上昇を抑制する可能性が示唆されており[17]，小児期に減塩に対する意識と，低塩・適の食習慣を確立させることが重要だ[18]が，保護者年代の減塩に対する意識は総じて低い[5,19]．特に，見えない塩分を多く含む加工食品や調理済み食品，ファストフードの低塩化と栄養表示などの食環境整備が不可欠である．国際的には，英国に本拠地を置く減塩活動組織 World Action on Salt and Health（WASH）が活発に減塩活動を展開しており，2018年3月の減塩啓発週間には啓発ポスター「5 ways to 5 grams」を公表[20]．その日本語版は日本高血圧学会減塩委員会を通して関係学会に情報提供されている．

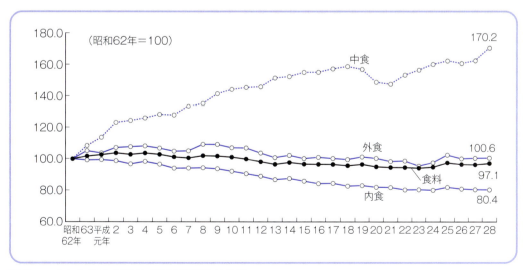

図7　一人あたりの食料の実質金額指数の推移
・昭和62年を100とした指数．食料の購入金額を1世帯あたりの人員で除し，CPIで実質化
・中食は，弁当，惣菜など「調理食品」
・内食は「穀類」，「魚介類」「肉類」「乳卵類」「野菜・海藻」「果物」および「油脂・調味料」合計
・食料には「菓子類」「飲料」「酒類」も含まれる
（参考：総務省統計局「食生活の変化」家計調査通信（平成30年1月15日）[16]）

4. 減塩指導の実際

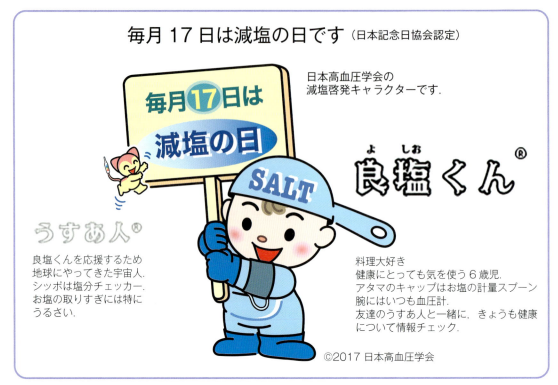

図8　減塩啓発キャラクターと減塩の日
（日本高血圧学会減塩委員会ホームページ[22]）

　日本においては，健康日本21（第2次）の栄養・食生活で，個人の食行動を支援するための食環境として，「食品中の食塩や脂肪の低減に取り組む食品企業および飲食店の登録数の増加」と「特定給食施設での栄養・食事管理の向上」が目標になっている[10]（図2）．食品表示に関する業務が2015（平成27）年4月に消費者庁に一元化され，すべての消費者向け加工食品の栄養成分表示（熱量，たんぱく質，脂質，炭水化物，食塩相当量）が義務化された（平成32年度末まで経過措置）．また，消費者庁のホームページでは，消費者の健康づくりに栄養成分表示の活用を図るための啓発資料が公表されている[21]．

　日本高血圧学会では2011（平成23）年に減塩委員会を発足させ，循環器疾患など生活習慣病の予防のための血圧管理と減塩対策の重要性について，国民に対する啓発活動を行うとともに，関連学会や医師会・栄養士会などとともに食品の栄養成分表示における食塩相当量表示の義務化の要望書を関係省庁に提出し実現させるなどの活動も行っている[22]．また，「良塩くん」と「うすあ人」を減塩啓発キャラクターとし，2017（平成29）年4月に毎月17日を「減塩の日」とすることを決定した（図8）．更に，おいしい減塩レシピの作成や減塩食品の研究開発支援なども行い，2013（平成25）年から学会ホームページに「減塩食品リスト」を掲載，優良でおいしい減塩食品の普及を図っている．加工食品などへの食塩相当量表示義務化と，おいしい減塩調味料や加工食品の開発・普及には相互作用が期待される．

　更に，2018（平成30）年4月には，「健康な食事・食環境」認証制度がスタートした．生活習慣病や栄養改善にかかわる10学協会からなるコンソーシアムが，生活習慣病予防や健康増進に資するバランスのよい健康な食事「スマートミール」を提供する飲食店や事業所を審査・認証し，

「健康な食事」への国民の理解と環境整備を図り，健康寿命の延伸を目指している[23].

おわりに

　健康寿命の延伸には，個々人の生活習慣改善とともに，健康的な社会環境整備が必要である．日本人の健康と将来の産業を支える健康産業の創出と，子どもの頃から食事を味わうことの楽しさや味がわかる感性を育む食育が不可欠と考える．

文献

1) 厚生省. 21 世紀における国民健康づくり運動（健康日本 21）. 2000　http://www.kenkounippon21.gr.jp/
2) 文部省，厚生省，農林水産省. 農林水産省：食生活指針の解説要領. 平成 12 年 12 月
　https://www.mhlw.go.jp/file/06-Seisakujouhou-10900000-Kenkoukyoku/0000129386.pdf
3) 食育基本法　http://elaws.e-gov.go.jp/search/elawsSearch/elaws_search/lsg0500/detail?lawId=417AC1000000063
4) フードガイド（仮称）検討会. 食事バランスガイド検討会報告書. 厚生労働省・農林水産省. 平成 17 年 7 月　http://www.wism-mutoh.co.jp/sites/default/files/content/consulting/documents/42jou06-07.pdf
5) 内閣府食育推進室. 第 3 次食育推進基本計画参考資料（平成 28 年 3 月）
　http://www.maff.go.jp/j/syokuiku/plan/refer.html
6) Beaglehole R, et al. Priority actions for the non-communicable disease crisis. Lancet 2011; **377**: 1438-1447
7) 文部科学省・厚生労働省・農林水産省. 食生活指針の解説要領. 平成 28 年 6 月
　https://www.mhlw.go.jp/file/06-Seisakujouhou-10900000-Kenkoukyoku/0000132167.pdf
8) 農林水産省. 平成 29 年度食育白書（平成 30 年 5 月 29 日公表）
　http://www.maff.go.jp/j/syokuiku/wpaper/h29_index.html
9) 早渕仁美ほか. 「日本人の食事摂取基準（2015 年版）」に基づく食事バランスガイド料理区分別サービング数の見直しと検証. 栄養学雑誌 2016; **74**: 128-140
10) 厚生労働省. 健康日本 21（第 2 次）の推進に関する参考資料（平成 24 年 7 月）. 2012: p.91-103
　https://www.mhlw.go.jp/bunya/kenkou/dl/kenkounippon21_02.pdf
11) 厚生労働省. 日本人の長寿を支える「健康な食事」のあり方に関する検討会報告書（平成 26 年 10 月）
　http://www.mhlw.go.jp/file/05-Shingikai-10901000-Kenkoukyoku-Soumuka/0000070498.pdf
12) 厚生労働省. 日本人の食事摂取基準（2015 年版）策定検討会報告書. 第一出版. 2014: p.247-255
13) 農林水産省食料産業局食文化・市場開拓課和食室. 和食文化の継承の取組について（平成 29 年 5 月）
　http://www.maff.go.jp/j/keikaku/syokubunka/culture/
14) 厚生労働省：平成 28 年国民健康・栄養調査報告. 平成 29 年 12 月
　https://www.mhlw.go.jp/bunya/kenkou/eiyou/dl/h28-houkoku.pdf
15) 農林水産省：食品産業動態調査結果
　http://www.maff.go.jp/j/zyukyu/jki/j_doutai/doutai_top.html
16) 総務省統計局. 食生活の変化. 家計調査通信第 527 号（平成 30 年 1 月 15 日）
　http://www.stat.go.jp/data/kakei/tsushin/pdf/30_1.pdf
17) Geleijnse JM, et al. Long-term effects of neonatal sodium restriction blood pressure. Hypertension 1997; **29**: 913-917
18) 宮井信行，有田幹雄. 小児期の食塩摂取量の現状と課題. カレントテラピー 2013; **31**: 1048-1053
19) 農林水産省. 消費・安全局：食育に関する意識調査報告書（平成 30 年 3 月）
　http://www.maff.go.jp/j/syokuiku/ishiki/h30/pdf/houkoku_1.pdf
20) World Action On Salt and Health. World Salt Awareness Week 2018
　http://www.worldactiononsalt.com/awarenessweek/
21) 消費者庁食品表示企画課. 栄養成分表示を活用しよう
　http://www.caa.go.jp/policies/policy/food_labeling/health_promotion/
22) 日本高血圧学会減塩委員会ホームページ　https://www.jpnsh.jp/general_salt.html
23) 「健康な食事・食環境」認証制度　http://smartmeal.jp/index.html

［URL は 2019 年 4 月 15 日閲覧］

5. 日本高血圧学会減塩委員会の活動 ～おいしい減塩食品の紹介～

Summary

日本高血圧学会減塩委員会は減塩の普及のための様々な取り組みを行っている．その取り組みのひとつである適正でおいしい減塩食品を紹介する日本高血圧学会 (JSH) 減塩食品リストは 2012 年の試行期間を経て 2013 年に創設し，現在まで約 5 年間の活動を続けている．参加企業数や掲載品目数も増え 2019 年 4 月現在で 33 社 201 製品にまで達している．掲載製品は栄養表示などのみならず，おいしいかどうかの官能まで審査し，適正であると判断したものである．販売実績調査によりその製品の「相対減塩量」(用語解説参照) を算出し，掲載製品の減塩への貢献度を数値化する試みも行っている．更に，2015 年より JSH 減塩食品リスト掲載品のなかから，応募製品を募り，販売実績 (減塩への貢献度を意味する) や企業の取り組みなどから，JSH 減塩食品アワードを授与して，企業の意欲を高める取り組みも開始した．これ以外にも，栄養成分表示に対する運動，委員会報告書の発行，減塩イベントの支援，「減塩の日」の設定，減塩キャラクターの設定とその着ぐるみの貸し出しなど多岐にわたる活動を行っている．

はじめに

高血圧は脳・心・腎・血管病の重要な発症要因のひとつであり，高血圧の発症予防ならびに治療は，高齢化が進んでいる日本において国民の健康維持に必須である．高血圧発症には遺伝素因の関与も少なくはないが，それに環境因子が複雑に影響して発症する．遺伝素因は不変であるので，高血圧の予防や治療には，環境因子，すなわち生活習慣の改善が必須である．食塩過剰摂取，過食 (や運動不足) の結果によって生じる肥満，アルコール多飲が高血圧発症に大きく関与している．また，野菜不足などの偏った食事，運動不足，精神的ストレス，睡眠不足などもあげられている．日本では食塩摂取量が特に多く，日本人の食文化とも関連していることから，減塩は日本の公衆衛生上の大きな課題である．

日本高血圧学会「高血圧治療ガイドライン 2019」(JSH2019)[1] では，学術的根拠に基づき，目標食塩摂取量を 6 g/日未満としている．しかし，日本の現状ではこれよりはるかに多い食塩量を摂取しており[2]，厚生労働省の「日本人の食事摂取基準 2020 年版」[3] では，健常人の減塩目標は男性 7.5 g/日未満，女性 6.5 g/日未満と JSH2019 に比べ高い目標設定となっている．これは，日本では食塩摂取量が多いために，高血圧患者に対するエビデンスに基づく目標値 (JSH2019) の達成は非常に困難であると考えられているためである．すなわち，日本では 2 つの減塩目標値がかかげられている．これは日本人の食塩摂取量がいかに望ましい量からかけ離れているかを示すものである．実際に減塩について話すときに，高血圧患者は 6 g/日未満，健常人は男性

5. 日本高血圧学会減塩委員会の活動〜おいしい減塩食品の紹介〜

7.5g/日未満，女性 6.5g/日未満と，あまり根拠のない説明をすることとなる．しかも，日本人の食事摂取基準の目標値でさえも半数以上の日本人は達成できていないのが現状である．

　日本における減塩を推進するために，日本高血圧学会減塩委員会ではホームページによる情報公開，レシピ本や減塩委員会報告といった書籍の作成，他団体の減塩イベントの支援，食品表示における食塩量表示の働きかけ，日本高血圧学会 (JSH) 減塩食品リストによる優良な減塩食品の紹介や減塩食品アワードの策定など，多様な取り組みを行っている[4]．本項では，JSH 減塩食品リストの活動（加工食品の減塩化に対する取り組み）を中心にこれらを概説する．

A 適正な減塩食品の紹介

1. 加工食品と食塩摂取量

　現代社会は様々な加工食品であふれ，外食に出かけなくても多様な食品を簡単に味わうことができる．また，それぞれの料理に特化し，加えるだけで失敗なく調理できる調味料も多数あり，しかも同じ料理の調味料でも複数のものが出ているので，自分の嗜好に合わせて選択することも可能である．このように，加工食品はわれわれの食生活に浸透しており，今や加工食品なしでは生活は成り立たない．したがって，食塩摂取の大部分が調味料を含む加工食品からであるという現代社会の実態は驚くにはあたらない．実際，味噌やしょうゆなどの調味料を含む食品加工に食塩の 8 割以上が使用されているという．食品加工の過程において食塩は調味のためだけでなく加工の過程自体にも必要であることが少なくない．このため，通常の製法でつくった加工食品は必然的にある程度のナトリウム（Na）を含むことになる．したがって，現代社会においては減塩推進のカギを握る対策の重要なもののひとつとして，加工食品の減塩対策があげられる．そのため，日本高血圧学会減塩委員会では加工食品の食塩相当量に注目してきた．

2. 食品の栄養成分表示

　食塩を構成する Na は必ずしも食塩（塩化ナトリウム）の形で食品中に存在する訳ではなくクロール（Cl）以外の陰イオンと結合して存在する．食品中の Na 量は測定値で示されるが，食塩相当量は得られた Na 量から計算によって出された間接的な値である．しかし，一方で，食品としては多くが Cl 塩である塩化ナトリウム（食塩）の形で用いられており，調理レシピや栄養指導は食塩の重量 (g) で行われているという実態があるために，食塩相当量表示が実生活においてはわかりやすい．食塩の重量は Na だけでなく Cl も含めるので，同量の Na であっても Na 量と食塩相当量では値が異なる．そのため，食品の栄養成分表示を Na 量とすると混乱を生じる可能性がある．すなわち，Na 表示の場合，Na を食塩相当量に換算しなければならない．少ない値である Na 量をみることによって，摂取する食品の食塩相当量を直感的に過小評価しうる危険性がある．同じモル量で食塩は Na の 2.54 倍になるが，実生活においては計算しやすい 2.5 で事足りるので，

　　食塩相当量 $(g) = Na$ 量 $(mg) \times 2.5 \div 1,000$

の式で，概算できる．

　栄養成分表示が Na 量から食塩相当量に変わることによって，一般の方々がより正しく食塩摂取量を把握できるようになると考えられる．減塩委員会では 2011 年 7 月に栄養成分表示を食塩相当量にする要望書を関連省庁（消費者庁，内閣府，厚生労働省）に提出し，記者会見なども行い，食塩相当量表示の重要性を訴えてきた．その後，食塩相当量表示の必要性に関する理解も浸透し，Na に加えて食塩相当量表示をしている食品も増えてきていた．このような減塩委

会の活動もあったためと思われるが，2015年4月からの新表示ではNaにかわって食塩相当量の表示が義務化された．しかし，2020年4月までは移行期間で，それまでは旧表示と新表示が混在していることとなる．2020年4月以降はすべての食品が食塩相当量表示となるので，食品の食塩含有量を過少に誤解する可能性がなくなり，消費者の皆様が正しい食塩量を把握できるようになることが期待される．

3. 日本高血圧学会（JSH）減塩食品リスト

　近年，健康に配慮した食品に多くの方々に興味がもたれるようになってきており，市場にも種々の食品が出廻っている．しかし，低エネルギーのダイエット食品などに比べて減塩食品の認知度はまだまだそれほど高くはない．また，何の工夫もなしに塩分を減らすと塩味が薄くなりまずくなることから，減塩食品はおいしくないという印象が強い．しかし，味を含めて完成度の高い適正な減塩食品がたくさん出ている．日本高血圧学会減塩委員会は適正な減塩食品の認知度を上げる目的でJSH減塩食品リストを減塩委員会のホームページ（一般向け）[4]に「食塩含有量の少ない食品の紹介」として掲載することとした．これによって，減塩食品の普及を促し，社会全体の減塩化の促進につながることが期待される．また，売れる減塩食品の普及は加工食品メーカーでの減塩化を加速することともなるであろう．このJSH減塩食品リストは2012年の試行期間を経て2013年より創設し今日にいたっている．

a）JSH減塩食品リスト対象品の基本条件

　われわれはまず掲載される減塩食品の基本条件（表1）を定めた．

　[1] 日本における食品関連の法規を遵守と [2] 日本国内で販売されていることは必須条件である．

　[3] 製品は減塩化状況の定量的把握のためのデータ提供要請に協力できるものであることも基本条件に含めた．すなわち，われわれは単なる製品紹介でこの活動を終わらせるつもりはなく，リストに示されている製品がその普及の度合いから日本の減塩化にどの程度貢献しているかを把握したいと考えている．また，開設当初より減塩食品リストが定着したら，この調査結果も参考にして，アワードの授与を行い，食品企業の減塩化への意欲向上を促すという構想があった（2015年より実施，後述）ので，その基礎となるデータも集めておく必要があった．そのため，開設当初より，毎年度末に掲載された製品の販売状況などのデータの提供をお願いし，データベースを構築している．

　[4] 製品およびその告知物は日本高血圧学会減塩委員会からの指導・通知に同意・実施できるものであることも加えた．これは，減塩食品リストに掲載された製品のパッケージならびにホームページを含む製品の告知物などに販売促進などのために行き過ぎた内容の記載をすることを防ぐためである．減塩食品リスト関連の表示については減塩委員会で統一した表示内容を別途示すこととした．すなわち，統一した表示にすることによって，この活動が特定の商品の

表1　日本高血圧学会（JSH）減塩食品リストで取り扱う製品の基本条件

1. 製品は日本国法令ならびに食品衛生法をはじめとした関連法規を遵守していること
2. 製品は日本国内で販売していること
3. 製品は減塩化状況の定量的把握のためのデータ提供要請に協力できるものであること
4. 製品およびその告知物はJSHからの指導・通知に同意・実施できるものであること
5. 製品は調味料・加工食品に限定し，外食メニューや惣菜は当面対象としない

（日本高血圧学会減塩委員会「さあ，減塩！～減塩委員会から一般のみなさまへ」（https://www.jpnsh.jp/general_salt.html）[4] より許諾を得て転載）

5. 日本高血圧学会減塩委員会の活動〜おいしい減塩食品の紹介〜

宣伝の場にならないように配慮している．また，減塩リストより削除通知後は速やかに関連する記述を消去していただく．また，特別用途食品，特定保健用食品・栄養機能食品などの別途許認可を受けているあるいは別途規定のあるものは，減塩食品リストとの間に表示を含む要件などの齟齬が出てくる場合もありうる．そのため，扱いが難しくなる可能性が否定できないので，これらは対象外とした．

[5] 掲載する製品は調味料・加工食品に限定し，外食メニューや惣菜は当面対象としないこととした．すなわち，外食メニューや惣菜は，個体毎のバラつきが調味料・加工食品に比べ相対的に高く，慎重な対応が必要と考えられるからである．

以上，JSH減塩食品リスト掲載製品は食品関連法規を遵守した国内で販売される調味料・加工食品を対象とし，これにリスト運営上の協力を条件としてつけたものとなっている．

b) JSH減塩食品リスト対象品の掲載基準

応募してきた基本条件に合う減塩食品をすべて無条件で掲載すると，適正でない製品も混じった玉石混交のリストになり，リスト自体の信頼性が損なわれる可能性が否定できない．そこで，適切な減塩食品を掲載するようにJSH減塩食品リストの掲載基準（表2）も設けた．

[1] 製品は対照品もしくは通常品より食塩相当量を20％以上減じたものであることとした．なお，通常品とは減塩率表示の対照品に「日本食品標準成分表対比」とした場合などに適用し，消費者が容易に入手可能な「通常流通している製品」と定義した．

[2] 製品は同質・同量の製品を対照として食塩相当量を減じたものであることとした．異種の調味料類のブレンドや単純な量目の低減によって食塩相当量を減じたものあるいはそれに類するものは，原則として対象としない．たとえば，しょうゆに酢やだしや糖類などをブレンドしただけのもの（しょうゆと比較すれば減塩したといういい方ができなくはない），味噌汁・スープ類・めん類などにおいては重量をダウンさせたもの（全体量が少なくなるので含まれる食塩の絶対量は少なくなるが，含まれる食塩相当量の比率は変わらない），加工度が高い製品に対して，

表2　JSH減塩食品リスト掲載基準

1. 製品は対照品もしくは通常品より食塩相当量を20％以上減じたものであること
2. 製品は同質・同量の製品を対照として食塩相当量を減じたものであって，異種の調味料類のブレンドや単純な量目の低減によって食塩相当量を減じたものに類するものは，原則として対象としない
3. 製品は発売済みの製品で，当該品に限定したホームページ（URL）を保有していること
4. 製品のパッケージと当該ホームページでは，JSHが指定する栄養成分[注1]を，所定の分析方法[注2]で得られた数値を表示・公開していること
5. 製品のパッケージと当該ホームページでは，消費者からのお問い合わせに対応できる連絡先を明記していること
6. 製品の当該ホームページでは，製品の基本的な内容を紹介するものに限定する
7. 製品は対照品（通常品）と官能品質が同等レベルにある美味しい減塩食品をA分類とし，対照品（通常品）と比べても美味しい官能品質を有する減塩食品をB分類とする[注3]
8. 製品は原則として対照品を有し減塩率が算出できるものとするが，既存製品の全面切り替えなどにより対照品がなく減塩表示が困難になった製品においては例外基準を設ける

（注1）Na・K・食塩相当量（Naは2015年4月に施行された食品表示法に準拠した表示＜新表示＞を選択した場合はその限りではない）
（注2）Na・Kは，栄養表示基準に掲載された分析法（原子吸光光度法など）
（注3）現在はA分類の製品のみを募集しており，B分類の製品の募集は行っていない．
（日本高血圧学会減塩委員会「さあ，減塩！〜減塩委員会から一般のみなさまへ」（https://www.jpnsh.jp/general_salt.html）[4]より許諾を得て転載）

単純にその原料となる部分をもって減塩としたもの（だしの素と削り節パックなどで使われているいわゆる食塩無添加を指す．そのまま使えばおいしい官能は保てない可能性があるので，調理の際に塩を加えられる可能性が出てくる．このような使い方をすると，食塩無添加の意味はなくなる）などである．また原材料に食塩そのものを使用しない加工食品は対象としない．これは食塩相当量の非常に少ない食品を減塩化しても減塩食品リストの最終的な目的である日本の減塩化への貢献はほとんどないであろうと思われるからである．

[3] 製品は発売済みの製品で，当該品に限定したホームページ（URL）を保有していることを条件とした．減塩食品リストでは，掲載された製品のホームページを紹介するが，リンク先のURL に当該品以外が掲載されていると，「そのホームページの乗っている製品すべてが減塩食品リストに掲載されている」，あるいは「掲載品と同等の評価を得ている」と誤解される可能性があるために，複数の製品を紹介するホームページはリンク先として認めない方針とした．これは複数の製品を紹介するホームページは，JSH 減塩食品リスト掲載審査を受けていないあるいは掲載基準を満たさない減塩製品などが，企業事情により追加される可能性を否定できないためである．

[4] 製品のパッケージと当該ホームページでは，Na・K・食塩相当量を表示・公開しているのが必須である（K についてはコラム参照）．また，Na・K は，栄養表示基準に掲載された原子吸光光度法などの分析法で得られた数値を記載する．この条件は減塩食品リストを開設した時点では K に加えて食塩相当量の表示が義務化されていなかったので，含めたものである．しかし，栄養成分表示が Na から食塩相当量に変わった現時点では，Na は 2015 年 4 月に施行された食品表示法に準拠した表示＜新表示＞を選択した場合はその限りではないと注釈をつけている（2020 年 4 月までは移行期間なので新表示と旧表示が混在している）．

[5] 製品のパッケージと当該ホームページでは，消費者からのお問い合わせに対応できる連絡先を明記していること．

[6] 製品の当該ホームページでは，製品の基本的な内容を紹介するものに限定する．すなわち，当該ホームページは，必要以上に，当該製品が優良であることや他社製品が優良ではないことを表現したコンテンツを含むものは対象外とする．

[7] 製品は対照品（通常品）と官能品質が同等レベルにあるおいしい減塩食品を A 分類とし，同等レベルの官能品質は問わない減塩食品を B 分類とすると，当初掲載条件を定めた．これは高い官能品質を条件とすると数が集まらないかもしれないという意見が一部から出たために，官能品質にこだわらない製品の募集も行うことになったからである．しかし，おいしくない食品は高血圧を有さない健常な消費者は受け入れるとは思えないので，売れない減塩食品を一部に含むリストは特に健常人の利用が減ると思われる（まずいものが混じっていると，おいしい減塩食品もまずいという先入観が生まれ普及の妨げになる）．そこで，官能品質にこだわらない募集を行うならば，官能品質については分けて掲載するという対策をとったのである．換言すると，企業が売り上げを伸ばして収益につながる可能性を考えている製品が A 分類，限られた人にしか売れないが健康に配慮している製品が B 分類となる．ところが，B 分類の応募は最初の数回は皆無であり，それでもかなりの製品を掲載することができたので，現在は B 分類の掲載食品の募集は行っていない．

[8] 製品は原則として対照品を有し減塩率が算出できるものとする．しかし，既存製品の全面切り替えなどにより対照品がなく減塩表示が困難になった製品においては例外基準を設ける．すなわち，減塩を目的とした製品の全面切り替えなどで，対照品がないために減塩表示ができない食品であっても，切り替え前の製品もしくは市場の過半数を占める同種の製品群から，食

5. 日本高血圧学会減塩委員会の活動～おいしい減塩食品の紹介～

塩相当量を 20％以上減じていることが，客観的に証明できる資料（書式自由）を付加して提出した場合は，申請審査の対象とする．

c）JSH 減塩食品リスト対象品の応募・審査・維持

　減塩食品リスト掲載製品の応募は毎年 2 月と 8 月の上旬の 7 日間を目安に，その都度応募期間をホームページに公開して実施している．JSH 減塩食品リストの基本条件や掲載条件を定めた以上，それが遵守された製品を紹介できるかたちで運営がなされるべきである．そのため，応募製品すべてに審査を行っている．審査は書類審査と官能評価からなる．書類審査においては，製品の内容を申請用紙に記載していただくことに加え，栄養や成分の表示その他のパッケージおよびホームページ上の記載について確認を行う目的でそれらの PDF の提出も求めている（詳細は減塩委員会のホームページ参照）．また，A 分類（すでに述べたように，現在この分類の募集のみしか行っていない）の製品においては官能評価を実施している．減塩食品と対照品を学会事務局に送付していただき，両者を複数の審査担当者で食べていくつかの項目ごとに評点して決めている（詳細は未公開）．減塩食品リスト開設当初は官能評価に難があり掲載をお断りする製品もあったが，年々官能に関する技術が向上してきているためか，最近は官能に問題のある応募製品はみられなくなってきている．リストの食品を手に取った消費者の方々がこの点を実感いただくことを期待している．更に，製品のパッケージやその表記，成分などに変更があった場合には修正申請をお願いしている．成分の変更の際には場合によっては官能の再評価を行うことがある．また当該製品のホームページは定期的にみるようにしており，減塩食品リスト事務局担当者に申請せずに変更があった場合などにはヒアリングを行っている．減塩委員会では減塩食品リスト掲載製品のレベルを維持すべくたゆまぬ努力をしており，このような減塩食品リスト事務局の厳しい姿勢はむしろ減塩食品リストのステイタスを引き上げているようで，2012 年（試行期間）の 12 社 34 品目に始まり，2019 年 4 月現在で 33 社 201 製品にまで増えており（表 3），その種類も加工食品のかなりの領域をカバーするものとなっている．

d）JSH 減塩食品リスト掲載品の販売実績調査

　ホームページにリストを掲載するだけでは，掲載品の普及の程度がわからないし，リストに掲載された製品が日本の減塩化にどの程度貢献しているかについて知る手掛かりは得られない．JSH 減塩食品リストを単なる告知活動に終わらせないように，減塩食品リスト掲載の条件として年に一度の掲載品の販売実績調査への協力を義務化し，その結果得られた販売実績データベースの構築により，減塩食品リスト掲載食品の日本の減塩化への貢献度を数値化する試みも行っている．個々の食品の減塩化に対する貢献度には食品の相対減塩量のみでなく，対照品の食塩相当量でも異なるので，より食塩相当量の大きい製品を減塩化し，それが販売実績を上げることが，減塩の促進につながる．そこで，食品の減塩の程度と販売状況から，相対減塩量（用語解説参照）を算出して評価している．

　相対減塩量の最新のデータは 2017 年度（2017 年 4 月 1 日～2018 年 3 月 31 日）のもので，減塩委員会のホームページ[4] でも掲示している．減塩食品リスト掲載品の販売状況は販売数量が35,963t，販売個数 2.23 億個，小売金額 396 億円となっている．得られたデータから 2017 年度

表 3　JSH 減塩食品リストの企業数・品目数の推移

年	2012 年*	2013 年	2014 年	2015 年	2016 年	2017 年	2018 年	2019 年**
企業数	12	17	22	22	25	29	32	33
品種数	34	55	81	105	136	178	197	201

*：試行期間，**：2019 年 4 月現在

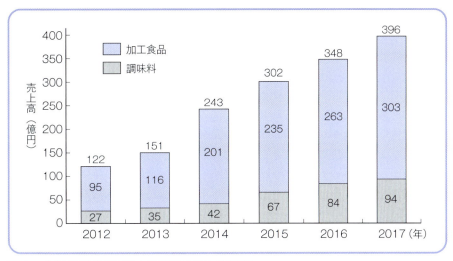

図1　JSH減塩食品リスト掲載品の売上高推移
（日本高血圧学会減塩委員会「さあ, 減塩！～減塩委員会から一般のみなさまへ」(https://www.jpnsh.jp/general_salt.html)[4]より許諾を得て転載）

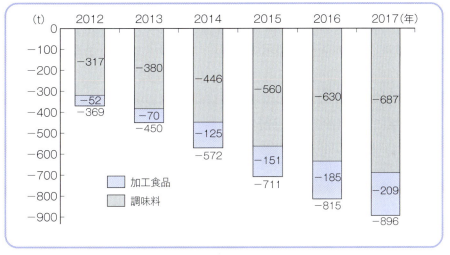

図2　JSH減塩食品リスト掲載品の相対減塩量
（日本高血圧学会減塩委員会「さあ, 減塩！～減塩委員会から一般のみなさまへ」(https://www.jpnsh.jp/general_salt.html)[4]より許諾を得て転載）

の相対減塩量を計算すると，896 t となる．日本人の1日食塩摂取量はかなり大まかに見積もると（一人1日10 g 食べ，日本人が1億人と仮定），1,000 t になるので，現在，減塩食品リスト掲載製品は日本人の食塩摂取量の年間1日弱の減塩化に貢献しているということになろう．JSH 減塩食品リストは2012年秋からの試行期間を設け，2013年春に創設され，現在にいたっている．その間，図1に示すように，年を経るごとに売上金額は伸びてきている．すなわち，試行期間の2012年におけるリスト掲載食品の総売上額は122億円（調味料27億円，加工食品95億円），創設年度の2013年では151億円（調味料35億円，加工食品116億円）であったが，5年を経た昨年度（2017年度）は396億円（調味料94億円，加工食品303億円）と3.25倍に増加している．更に，相対減塩量の推移をまとめたのが，図2である．食品に占める食塩相当量の比率が

5. 日本高血圧学会減塩委員会の活動〜おいしい減塩食品の紹介〜

多い調味料は売上高では加工食品の 1/3〜1/5 に過ぎないが，相対減塩量では 3〜6 倍を占めている．相対減塩量は，2012 年は 369 t（調味料 317 t，加工食品 52 t），2013 年は 450 t（調味料 380 t，加工食品 70 t）であったのに対し，2017 年は 896 t（調味料 687 t，加工食品 209 t）と 2.43 倍に増加した．更に，相対減塩量のこれまでの累計は 3,444 t であった．前述同様の概算をすると，これまでに減塩食品リスト掲載食品は約 3 日半分の日本人の食塩摂取量を減らしたといえよう．

e）JSH 減塩食品アワード

　相対減塩量は個々の減塩食品で大きく異なっている．減塩食品リスト掲載食品の更なる普及には売り上げも伸び減塩に大きく貢献している製品を伸ばし，売り上げの伸びない製品の企業を刺激する対策が必要と考えられる．実際，製品の売り上げの伸びには企業の減塩に対する姿勢や減塩品に対する営業努力が重要である．たとえば，主力商品の減塩品への切り替えなどを行っていただいたもののほうが販売実績も上がり，相対減塩量も増えていくようである．また，流通のプライベートブランド品の減塩化や全国にチェーン展開しているファストフード店などの流通企業の減塩食品リスト活動参加などは心強い限りである．減塩委員会では掲載品の品数が 100 を超えた 2015 年より，相対減塩量への貢献の程度や企業の積極的な取り組みなどを考慮して，JSH 減塩食品リスト掲載食品のなかから特に減塩に貢献した食品に対してアワード（JSH 減塩食品アワード）の授与を開始した．2015 年には 10 社 18 製品，2016 年には 7 社 11 製品，2017 年に 8 社 12 製品，2018 年には 6 社 7 製品に減塩食品アワード金賞を授与した（表 4）．アワード授与式は 5 月の日本高血圧学会臨床高血圧フォーラムで行われるが，年々盛り上がりをみせ，企業が減塩の取り組む意欲が向上していることを実感できるものになってきている．

B 減塩普及の支援

1．減塩に関する刊行物の発刊

　2006 年に減塩委員会の前身である減塩ワーキンググループから「食塩制限の必要性と減塩目標」ならびに「高血圧管理における食塩摂取量の評価」からなる『日本高血圧学会減塩ワーキンググループ報告』を発表した．更にそれを改訂・改良した「食塩と高血圧・心血管疾患」，「高血圧管理における食塩制限の目標と方策」，「高血圧管理における食塩摂取量の評価と応用」の 3 パートからなる「日本高血圧学会減塩委員会報告 2012」[5] を 2012 年に発刊した．本書「減塩のすべて〜理論から実践まで〜：日本高血圧学会減塩委員会報告 2019」はこれらの続編で更に章を増やし，減塩を多岐にわたる視点から捉え，理解しやすくまとめようと試みたものである．

　また，高血圧患者のための減塩レシピ本を 2006 年に発刊し，その改訂版を 2012 年に発刊した．特に 2006 年版の発刊時には 1 日食塩 6g 未満のレシピ本はなく，最近出ている多くの減塩食レシピ本の先駆け的な刊行物であった．

2．減塩活動の支援

　「減塩サミット」の呼称で，減塩委員会では減塩イベントをホームページで取り上げるなどの支援活動を行っている．詳細は日本高血圧学会減塩委員会ホームページをご参照いただきたい．

　また，世界高血圧の日は毎年 5 月 17 日である．これにちなんで，減塩委員会では毎月 17 日を「減塩の日」と定めることとした．この日を減塩食品のキャンペーンをなどに使っていただくなどして，この試みが減塩食品の普及に更に拍車をかけることを願ってやまない．

　更に，減塩イベントに使っていただく，減塩キャラクター名の募集も 2017 年 3 月に行った．応募総数は 67 点で，厳正な協議の結果，当選作品を決定し，同年 5 月 14 日に当選作品発表を

106

表4 JSH減塩食品アワード受賞製品

企業名	品名・名称	商品名
第1回受賞製品		
味の素（株）	塩	やさしお
ヤマキ（株）	つゆ	減塩だしつゆ
ユニー（株）	鍋つゆ	スタイルワン素材のうまみ引き立てよせ鍋つゆ スタイルワン素材のうまみ引き立てちゃんこ鍋つゆ
ヤマモリ（株）	たきこみごはんのもと	減塩でおいしい とり釜めしの素 減塩でおいしい ごぼう釜めしの素
キッコーマン食品（株）	こいくちしょうゆ	味わいリッチ減塩しょうゆ
一正蒲鉾（株）	魚肉練り製品	サラダスティック
	蒸しかまぼこ	鯛入りまめかま赤 鯛入りまめかま白
シマダヤ（株）	ゆでうどん	「流水麺」うどん 食塩ゼロほんうどん
	生中華めん	東京［恵比寿］ラーメンやさしい醤油味 東京［恵比寿］ラーメンやさしい味噌味
サンヨー食品（株）	即席カップめん	サッポロ一番 大人のミニカップ きつねうどん サッポロ一番 大人のミニカップ きつねそば
（株）マルタイ	即席中華めん	マルタイラーメン
寿がきや食品（株）	生タイプ即席めん	小さなおうどん お吸いもの
第2回受賞製品		
味の素（株）	和風だし	「お塩控えめの・ほんだし」
ヤマモリ（株）	たきこみごはんのもと	地鶏釜めしの素 山菜五目釜めしの素
（株）マルタイ	即席中華めん	屋台とんこつ味 棒ラーメン
一正蒲鉾（株）	揚げかまぼこ	SHさつま揚
中田食品（株）	調味梅干	おいしく減塩 うす塩味 塩分3% おいしく減塩 しそ風味 塩分3% おいしく減塩 はちみつ 塩分3%
（株）新進	ふくじん漬	国産野菜 カレー福神漬 減塩
ユニー（株）	即席カップめん	スタイルワン だしのうまみ引き立つ しょうゆラーメン スタイルワン だしのうまみ引き立つ シーフードラーメン
第3回受賞製品		
味の素（株）	中華だし	丸鶏がらスープ＜塩分ひかえめタイプ＞
イチビキ㈱	みそ加工品	すぐとけるみそ あわせ すぐとけるみそ 赤だし
東洋水産（株）	即席カップめん	うまいつゆ 塩分オフ 天ぷらそば うまいつゆ 塩分オフ きつねうどん
田中食品（株）	ふりかけ	減塩わかめごはん
一正蒲鉾（株）	魚肉ねり製品	サラダファミリー
（株）キスフードサービス	分離液状ドレッシング	和風ドレッシング＜減塩タイプ＞
亀田製菓（株）	米菓	減塩亀田の柿の種
ユニー（株）	つくだ煮	スタイルワン 減塩ごま昆布 スタイルワン 減塩しそ昆布 スタイルワン 減塩椎茸昆布
第4回受賞製品		
味の素（株）	洋風だし	味の素KK コンソメ＜塩分ひかえめ＞
一正蒲鉾（株）	はんぺん	ふんわりはんぺん
オタフクソース（株）	濃厚ソース	お好みソース 塩分オフ
（株）合食	魚介乾製品	おいしい減塩 さきいか おいしい減塩 くんさき
ユニー（株）	はくさいキムチ	スタイルワン おいしく減塩 旨みとコクの白菜キムチ
（株）丸越	はくさい漬	塩分OFF 羅臼昆布白菜

（日本高血圧学会減塩委員会「さあ，減塩！～減塩委員会から一般のみなさまへ」（https://www.jpnsh.jp/general_salt.html）[4] より許諾を得て転載）

行った．当選作品は鹿児島市，上ノ町仁先生の「良塩（よしお）くん」，群馬大学，大山善昭先生の「うすあ人」で，これらのネーミングによるキャラクター（「良塩くん」の前面のポケットに小さな「うすあ人」が入っている）のイラストならびに着ぐるみを作成した．多くの引き合いが来ているようであるが，減塩委員会の定める規定に従い利用が広がることを期待している（減塩委員会ホームページ[4] 参照）．

なお，減塩委員会のホームページ[5] には患者などに使いやすい減塩のコツや料理の食塩含有量を示した A4 版のパンフレットも掲載し，これらを打ち出して使用できるようにもしてある．

おわりに

減塩は日本の高血圧対策の要となると考えられるが，日本の食塩摂取量の減少は微々たるものである．日本高血圧学会減塩委員会は JSH 減塩食品リストとそれに関する販売実績調査，JSH 減塩食品アワード，などの活動を行うとともに，「減塩の日」の制定，減塩キャラクターの決定などを行い，国民の減塩化を推進すべく取り組んでいる．本項ではそれらについて，特に JSH 減塩食品リスト関連の活動を中心に概説した．減塩活動は減塩委員会がいくら頑張ってみてもその力には限界がある．消費者の皆様の御理解や食品業界の方々の御協力なしには，進まないことはいうまでもない．

用語解説

【相対減塩量】

われわれは，減塩食品の減塩への貢献度の指標として，「相対減塩量」を提案している．すなわち，それぞれの食品の減塩の程度（何％の減塩をしているか）と販売状況から，対照品が同数売れた場合と比較した食塩相当量の減少を計算した値である．すなわち，計算式は

相対減塩量＝対照品の食塩相当量×減塩食品の減塩率（％）÷100×販売実績（個数）

となる．

コラム

【カリウム（K）の意義】

K は健常人ならびに腎障害のない高血圧患者においては Na 利尿作用があり，食塩の昇圧作用などの有害な作用に拮抗することが知られている．したがって，一般的には積極的な摂取が推奨されている．また，減塩食品において K は Na の代替として用いられることが多い．その反面，腎障害（高血圧の合併症のひとつであると同時に二次性高血圧の原因となりえ，高血圧との関連は深い）を生じると K の排泄に障害を生じ，体内に蓄積して高 K 血症を生じる可能性があるので，その程度に応じて K 制限が必要になる．したがって，K への対応は腎障害の有無と程度によって異なる．慢性腎臓病患者が利用する可能性が高い減塩食品には K の表示が必須であるだけでなく，腎障害のないものにおいても Na に拮抗する作用のある K の含有量を知っておくことは重要である．

文献

1) 日本高血圧学会高血圧治療ガイドライン作成委員会（編）．高血圧治療ガイドライン 2019，日本高血圧学会，2019
2) 厚生労働省．平成 27 年国民健康・栄養調査報告
   https://www.mhlw.go.jp/bunya/kenkou/eiyou/h27-houkoku.html［2019 年 4 月 15 日閲覧］
3) 厚生労働省．日本人の食事摂取基準（2020 年版）策定検討会資料
   https://www.mhlw.go.jp/content/10901000/000491509.pdf［2019 年 4 月 15 日閲覧］
4) 日本高血圧学会減塩委員会「さあ，減塩！〜減塩委員会から一般のみなさまへ」
   https://www.jpnsh.jp/general_salt.html［2019 年 4 月 15 日閲覧］
5) 日本高血圧学会減塩委員会．日本高血圧学会減塩委員会報告 2012，日本高血圧学会，2012

6. 減塩食品の現状と課題

Summary

筆者がはじめて減塩食品の開発に着手したのは 2005 年のことで，当時はスーパーにしょうゆ...少し並んでいるような時代であった．それから 13 年，筆者自身が...品の数は 5,000 種類を超え，小売店の店頭で購入した減塩食品の...00 種類を超えた．この 10 年の減塩食品の動向を振り返ると 3 つ...は，減塩食品の種類が豊富になったことで，これは食事に対して...てきたことを意味している．2 つ目は，食品メーカーと消費者を...プライベートブランド製品を積極的に減塩化する企業が現れたこ...減塩食品の根本問題ともいうべき「おいしくないイメージ」を克...場してきたことである．調味料の類はおいしいかどうかを確認す...おつまみの減塩食品は食べれば即座においしさがわかる製品群で...

塩を必要とする人」にアプローチをするときには，まずは最近の減...料理を実際に味わい，減塩食品のマクロ的変化も認識したうえで，...で，どのような方法で紹介（使用）するのがよいか」を考えてみるこ...

食品の現状と課題」というテーマで 2013 年と 2015 年に専門誌で解説...状況と課題を取り上げた．本項では 2015 年以降の状況を中心に記載...行や保険者インセンティブの創設といった大きな環境変化があり，減...している．今回は，最近の情報を減塩に取り組む様々な分野の方に伝...延伸に向けて，それぞれの人に寄り添った減塩の実現のための一助に...なお，本項に掲載した各種データや関連法規などは 2018 年 4 月時点...ることに留意していただきたい．

と関連法規

1. 減塩食品の定義

はじめに，一般的に何気なく使用されている「減塩食品」という言葉には公式の定義がない．しかし，筆者が講演などで使用する場合は，次のように定義している．「減塩食品とは，加工食品において，同種同類の対照（比較対象）となる食品より，ナトリウム（Na）を低減させた食品」．

この場合の「加工食品」とは，食品表示法に基づく食品表示基準（以下，食品表示基準）で定義された3つの区分（「生鮮食品」「加工食品」「添加物」）における「加工食品」を意味する．3つの区分のなかにある「添加物」にはNa塩になっているものもあるが，別の塩を用いたりその組み合わせなどでNaを減少させたものがあっても，減塩食品とは呼ばない．また，だしパックとだしの素のように，単に原料とその原料を配合した調味料の関係にあるようなものも，減塩食品とは呼ばない（だしパックはだしの素に対して減塩とはいわない）．これは，あとで食塩を足せば減塩ではなくなってしまうことが考えられるためである．

2. 食品表示法における塩分に関連した規定

前述のように「減塩食品」に定義はないが，「減塩」「塩分控えめ」や「無塩」「塩分ゼロ」といった表現を食品のパッケージに表示するには法律の規定（食品表示基準）があり，以下の枠内に記した条件に従わなければならない．

【絶対表示】
・含まない旨の表示（「無塩」など）：食品100gあたりのNa量は5mg未満
・低い旨の表示（「低塩」など）：食品100gあたりのNa量は120mg未満
【相対表示】
・低減された旨の表示（「減塩」など）：以下の絶対差と相対差を満たすこと
　絶対差：比較対象品に対してNa低減量が100gあたり120mg以上
　相対差：比較対象品に対してNa低減率が25％以上（醤油20％以上，味噌15％以上）

上記の相対差については，2015年に施行された食品表示法により新たに定義されたもので，2020年4月以降は厳守しなくてはならないならない規定である．しかし新表示はいくつかの悩ましい問題を抱えている．たとえば，相対表示はNaの低減量や低減率で表現が規定されているが，新表示ではNaではなく食塩相当量だけの表示となる．つまり食塩相当量はNa値に2.54倍を乗じたものだが，正しく計算されているかどうかの検証ができなくなる．また栄養成分表示の単位重量（○○gあたり）が少量（1～5g）の製品では，食塩相当量の有効数字が小数第1位（○．○g）までの場合には減塩率の正確な検証は困難になる．更に，食塩相当量を計算するためのNa値は，指定された分析方法による「分析値」に基づかなければならない．したがって，もし減塩を標榜する製品において，栄養成分表示の近くに「計算値」「推定値」「目安」と書いてあれば注意が必要である．文脈次第では法律に適合しないことになる．

3. JSH減塩食品リスト掲載基準

減塩食品のなかでも日本高血圧学会の減塩委員会が紹介する「JSH減塩食品リスト」[3]に掲載された製品は安心して利用できるものである．2013年に紹介が始まって以降，動向を注視してきたが，その申請書類を見れば安心できる理由は明確である．すなわち，減塩食品とその比較対象品は，いずれも製品100gあたりのNa含有量と分析方法を記述しなくてはならない申請書式となっているからである．これは製品パッケージの栄養成分表示では隠れてしまう部分についてもチェックがなされているということを意味する．またJSH減塩食品リストは減塩食品のおいしさについても審査を行っていることが，いっそうの信頼性を高めているといえる．

B 減塩食品の現状（Ⅰ）〜マクロ視点で. 世のなかの減塩食品と JSH 減塩食品リスト掲載品〜

2005 年頃から収集を始めた減塩食品のパッケージ数は，2018 年 4 月 28 日現在で 1,150 種類に到達した. このパッケージコレクションのなかには，その動向を継続的に注視している製品もある. 収集数としては 1 種類のカウントであっても，製品パッケージが改訂されるたびに収集しているので，過去からの変遷を追うことも可能である.

1. 減塩食品の分類と収集・整理方法

2005〜2017 年に収集した減塩食品の実態と今後の展望から勘案した分類を表 1（以下，野村分類 2017）に示す. 大分類 2，中分類 7，小分類 15，細分類 52 に分かれており，相対表示の減塩率の特例分野（しょうゆ・味噌）も把握できる区分になっていること，細分類では現実的な食塩相当量の多寡での区分になっていることが特徴である. また新たな分野の製品が登場すると，その度に分類の追加・修正を行っている.

次に減塩食品の収集・整理方法を以下の枠内に示す. 小売店の店頭で販売されたものに収集を限定しているのは，小売店に並ぶものは，品質も表示も食品メーカー以外の専門性のある第三者が評価したものであり，もし不適切な表示のものが並んでいれば，小売業の製品評価力に

表 1 減塩食品の分類（野村分類 2017）

大分類	中分類	小分類	細分類			
調味料	基礎調味料	塩類	加工塩	ふりかけ	浅漬けの素	
		加工塩類	だしの素	コンソメ・ブイヨン	ガラスープ	炒飯の素
		しょうゆ	しょうゆ			
		しょうゆ加工品	しょうゆタイプ	だししょうゆ・つゆの素	ポン酢しょうゆ	鍋つゆ
		味噌	味噌	だし入り味噌		
		その他調味料	炊き込みご飯の素	中華合わせ調味料	加工酢	カレールゥ
			お茶漬け・ぞうすいの素	その他（麹・和え物・唐揚粉）	バター・マーガリン	
加工食品	たれ・ソース類	たれ・ソース類	たれ	ケチャップ	ソース	ドレッシング
	農産物系（素材型）	農産物系（素材型）	漬物	缶詰・瓶詰	納豆	
	畜産物系（素材型）	畜産物系（素材型）	ハム・ベーコン類	ソーセージ類	ビーフ・チキン類	乳製品
	海産物系（素材型）	海産物系（素材型）	海藻類	魚介加工品	水産練り製品	
		即席味噌汁	小袋包装	カップ包装		
		即席スープ	小袋包装	カップ包装		
	加工食品	めん類	乾めん（袋めん）	即席カップめん	生めん	ラーメンスープ（小袋）
		その他加工食品	おでん	レトルト食品	ミックス粉	惣菜
			高野豆腐	飲料類	パン類	
	菓子	菓子	スナック	米菓		

（注）調味料と加工食品の分類について：調味料は，日本食品標準成分表 2015 の調味料および香辛料類に属する「塩・しょうゆ・味噌・和洋中のだし・たれ・つゆ・酢・ソース・ドレッシング・香辛料など」とし，加工食品は調味料に属さないものとした.

6. 減塩食品の現状と課題

も問題点があるとみなすことができるからである.

- 収集期間：2005年頃〜2018年4月28日
- 対象製品：減塩もしくは無塩表示のある製品
- 収集地域：17都道府県の都市部で収集
- 収集方法：小売店の店頭で販売している商品（通信販売限定品は含まない）
- 整理方法：5年毎（単年は4月〜3月）に区分して整理．複数の量目のある製品は代表する1品種に限定．リニューアル品は累積収集数にカウントしない．収集した製品の販売中止については確認が困難なため反映しない．JSH減塩食品リスト掲載品はすべて収集．

2. 世のなかの減塩食品＜概況＞

収集数全体の推移を図1に示す．2015年4月以降の収集数は748品と大きく伸長しており，そのうちの507品（68％）は加工食品となっている．小分類での収集数は，2015年以降は海産物が大きく伸長している（図2）．また細分類での累計収集数は，魚介加工品（しらす，ちりめん，

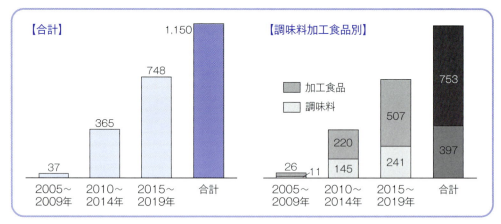

図1 減塩食品の収集数推移

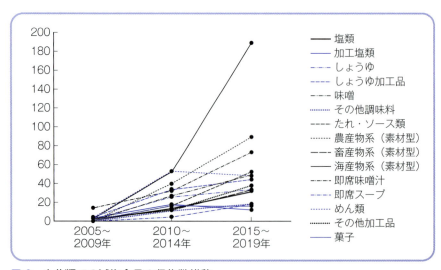

図2 小分類での減塩食品の収集数推移

表2　細分類での累計収集数

大分類	中分類	小分類	細分類								合計
調味料	基礎調味料	塩類	加工塩	12	ふりかけ	23	浅漬けの素	11			46
		加工塩類	だしの素	20	コンソメ・ブイヨン	5	ガラスープ	3	炒飯の素	2	30
		しょうゆ	しょうゆ	62							62
		しょうゆ加工品	しょうゆタイプ	14	だししょうゆ・つゆの素	53	ポン酢しょうゆ	9	鍋つゆ	6	82
		味噌	味噌	55	だし入り味噌	21					76
		その他調味料	炊き込みご飯の素	8	中華合わせ調味料	5	加工酢	3	カレールゥ	3	19
			お茶漬け・ぞうすいの素	6	その他(麹・和え物・唐揚粉)	3	バター・マーガリン	1			10
	たれ・ソース類	たれ・ソース類	たれ	7	ケチャップ	21	ソース	24	ドレッシング	20	72
加工食品	農産物系（素材型）	農産物系（素材型）	漬物	108	缶詰・瓶詰	14	納豆	7			129
	畜産物系（素材型）	畜産物系（素材型）	ハム・ベーコン類	29	ソーセージ類	12	ビーフ・チキン類	3	乳製品	3	47
	海産物系（素材型）	海産物系（素材型）	海藻類	55	魚介加工品	135	水産練り製品	54			244
	即席味噌汁		小袋包装	107	カップ包装	13					120
	即席スープ		小袋包装	22	カップ包装	0					22
	加工食品	めん類	乾めん（袋めん）	19	即席カップめん	51	生めん	32	ラーメンスープ（小袋）	4	106
		その他加工食品	おでん	3	レトルト食品	9	ミックス粉	1	惣菜	22	35
			高野豆腐	5	飲料類	4	パン類	7			16
	菓子	菓子	スナック	21	米菓	13					34
			2005-2019 合計								1150

たらこ，明太子など），即席みそ汁（小袋タイプ），漬物の収集数が多くなっている（表2）.

3．世のなかの減塩食品＜留意したいこと＞

　減塩食品のなかには適切な表示なのかどうかの疑いが持たれるものがある．初歩的なところでは，Na値から食塩相当量に換算する計算が間違っているものや栄養成分表示の数値が「分析値」ではなく「計算値」「推定値」「目安」と記されたものが，スーパーで販売されている製品のなかに紛れ込んでいることがある．以下に，減塩食品のパッケージを手に取った時に留意すべき3つのポイントを紹介する．

　1つ目は，2018年1月19日に発出された食品表示法の第9次改正にかかわる点である．以下の一文は，従来からの変更ではなく，ルールをより明確に記述したものとして受け止められる．「食品単位あたりの使用量が異なる食品を比較対象食品とした場合も，強化（低減）された量およ

6. 減塩食品の現状と課題

び割合は，100g（一般に飲用に供する液状の食品の場合は100mL）あたりで基準を満たして表示する必要がある．そのうえで，容器包装へ強化（低減）された量または割合を食品単位あたりで比較して表示する場合，消費者への適切な情報提供の観点から，食品単位あたりの比較である旨を表示することが望ましい．」[4]．これは減塩率の表示を行う場合は，100gあたりで比較対象品との計算をしなくてはならないということである．たとえば1食重量20gで食塩相当量2gの製品と，1食重量10gで食塩相当量1gの製品を比較した場合の減塩率は，50%ではなく0%と解釈するのが一般的である．

2つ目は，比較対象品についての明確な記述がされていないものが存在することである．多くの減塩食品は「自社従来品」もしくは「日本食品標準成分表」との比較になっているが，一部に「○○標準品と比較して」と表現されたものがある．この標準品とは何であるかを明確にすべきである．その理由は，減塩食品自体の食塩相当量が変わらなくても，比較対象品である標準品の食塩相当量の数値を独自で高くしてしまうと，減塩率は自動的に高くなってしまうからである．こうした問題を根本的に回避するために，日本食品標準成分表に比較可能な食品が収載されることが望まれる．しかしもっと大事なことは減塩率に惑わされないで，栄養成分表示をよくみて判断することである．

そして3つ目のポイントとして，2020年4月には特定のジャンル（しょうゆ・味噌）を除いて，25%以上の減塩率でなければ「減塩」を標榜することはできなくなることがあげられる．筆者が収集した1,150種類のなかでは，減塩率（表示値）25%未満の製品が149品（全体の13%）存在している．このような製品は，味噌・だし入り味噌・即席みそ汁・海産物（海藻類）の分野で多くなっており，今後の動向に注目したい（表3）．

表3　減塩率（表示値）が25%未満の減塩食品数

| 大分類 | 中分類 | 小分類 | 収集数 | 減塩率が25%未満の減塩食品数 | | | | | |
				25%未満	20%	20%未満	合計	小分類比率	全体比率
調味料	基礎調味料	塩類	46	1	3	0	4	9%	3%
		加工塩類	30	0	2	0	2	7%	1%
		しょうゆ	62	0	3	0	3	5%	2%
		しょうゆ加工品	82	0	5	1	6	7%	4%
		味噌	55	1	15	6	22	40%	15%
		だし入り味噌	21	0	8	3	11	52%	7%
		その他調味料	29	0	5	0	5	17%	3%
	たれ・ソース類	たれ・ソース類	72	0	1	2	3	4%	2%
	農産物系（素材型）	農産物系（素材型）	129	0	11	2	13	10%	9%
	畜産物系（素材型）	畜産物系（素材型）	47	0	2	3	5	11%	3%
加工食品	海産物系（素材型）	海産物系（素材型）	244	2	14	5	21	9%	14%
	加工食品	即席味噌汁	120	0	40	7	47	39%	32%
		即席スープ	22	0	1	1	2	9%	1%
		めん類	106	0	4	0	4	4%	3%
		その他加工食品	51	0	1	0	1	2%	1%
	菓子	菓子	34	0	0	0	0	0%	0%
合計			1,150	4	115	30	149	13%	100%

（注）表3の数値は，すでに減塩率を改訂した製品も含まれる

116

4. JSH 減塩食品リスト掲載品の位置づけ

　JSH 減塩食品リストに掲載された減塩食品は，世のなかの減塩食品に対してどの程度の位置づけとなっているのであろうか？2013 年以降に掲載されたすべての製品数は 235 品で，これは筆者の収集数の約 20%にあたる（表 4）．製品は多種の食品分野に存在しているが，235 品の内の 47 品（すべての製品数の 20%）は削除されており，JSH 減塩食品リストに掲載された製品であっても，売れゆきがよくなければ販売を中止せざるを得ない状態になっていることが推察される．

C 減塩食品の現状（Ⅱ）〜ミクロ視点で. JSH 減塩食品リス掲載品の実態分析からいえること〜

　世のなかの減塩食品の状況と JSH 減塩食品リストに掲載された減塩食品の位置づけが少し把握できたところで，JSH 減塩食品リスト掲載品（2018 年 4 月版）の詳細分析による考察を加えたい．

1. 全般的概況

　JSH 減塩食品リストに掲載された製品の概況を表 5 に示す．調味料と加工食品の区分では加工食品のほうが 70%と多く，100 g あたりの食塩相当量の平均値は調味料 10.8 g・加工食品 2.8 g となっており，減塩率（表示値）は調味料・加工食品ともに 30%レベルとなっている．また比較対象品（対照品）は，調味料では自社品比較が多く，加工食品では自社品比較と日本食品標準成分表比較がおよそ半々である．

表 4　JSH 減塩食品リスト掲載品（2018 年 4 月版）と野村収集数の比較

大分類	中分類	小分類	収集数	JSH掲載数	構成比	JSH継続数
調味料	基礎調味料	塩類	46	12	26%	12
		加工塩類	30	6	20%	6
		しょうゆ	62	4	6%	4
		しょうゆ加工品	82	18	22%	12
		味噌	55	0	0%	0
		だし入り味噌	21	2	10%	2
		その他調味料	29	10	34%	9
	たれ・ソース類	たれ・ソース類	72	10	14%	10
加工食品	農産物系（素材型）	農産物系（素材型）	129	40	31%	29
	畜産物系（素材型）	畜産物系（素材型）	47	12	26%	8
	海産物系（素材型）	海産物系（素材型）	244	53	22%	48
	加工食品	即席味噌汁	120	3	3%	2
		即席スープ	22	1	5%	1
		めん類	106	40	38%	24
		その他加工食品	51	13	25%	13
	菓子	菓子	34	11	32%	8
合計			1,150	235	20%	188

（注）収集数：野村収集数（JSH 掲載数含む），JSH 掲載数：過去に掲載されたすべての製品数，
　JSH 継続数：2018 年 4 月版の掲載数

6. 減塩食品の現状と課題

表5　JSH 減塩食品リスト掲載品の概要（2018 年 4 月版）

	製品数		食塩相当量 （100g あたりの平均値）		減塩率（平均値）	
	製品数	構成比	減塩品	対照品	理論値	表示値
調味料	56	30%	10.8g	17.5g	36%	31%
加工食品	132	70%	2.8g	4.7g	39%	31%
合計	188	100%	5.2g	8.5g	39%	31%
	比較対象品（対照品）　※日本食品標準成分表					
	成分表※ 対比	構成比	自社品 対比	構成比	合計	構成比
調味料	13	23%	43	77%	56	100%
加工食品	64	48%	68	52%	132	100%
合計	77	41%	111	59%	188	100%

（注）無塩（従来品の切替）は減塩率 100%，減塩率は対照品と減塩品の食塩相当量の数値から
　　　の計算値を理論値とした．なお，Na 値が判明する物については Na 値からの計算値を優先し
　　　て理論値とした．

2. 減塩率について＜減塩率の分布＞

　次に減塩率の理論値によるヒストグラム（図 3）を作成すると，減塩率は「30％以上 35％未満」と「40％以上 45％未満」の製品が多く，従来品から減塩品への全面切替は「25％以上 35％未満」の減塩率の製品に多いことが伺える．また 25％未満の製品は 4 品と全体のなかではわずかであった．

3. 減塩率について＜減塩率の理論値と表示値＞

　図 4 に減塩率の理論値と表示値の相関性を示す．加工食品のほうが調味料よりアローワンス（理論値と表示値の差）を多くとっていることが伺える．これは加工食品のほうが調味料より栄養成分が安定しないことを如実に表しており，不安定の要因は主原料の栄養成分のブレによるものと推察される．特に Na は脂質には溶けないため，脂質量の多寡が製品全体の食塩相当量に影響を及ぼすのは明白で，畜肉加工品や魚介加工品などでは留意が必要である．また栄養成分表示において食塩相当量が幅表示になっている製品は，比較対象品（対照品）の下限値と減塩品の上限値を比較しているので，表示された減塩率は最低保証の減塩率ということができる．なお，本項では詳述しないが，Na や K（カリウム）と脂質の関係性に着目すると，食品のおいしさに納得したり，場合によっては新たな減塩の技術に発展したりすることもある．

D　減塩食品の課題〜減塩食品のイメージの克服とその先の課題〜

1. 減塩に関する意識調査

　読売新聞社のウェブサイト（ヨミドクター）に「減塩に関する意識調査」（2017 年 4 月ウェブ調査，全国男女 1,910 人）が公開されている [5]．この調査結果のなかに，減塩食品の使用経験者に聞いた「減塩食品の印象」についての回答があり，「減塩食品はおいしい」と回答した者が 31%，「減塩食品はおいしくない」と回答した者が 10％であった（表 6）．しかし「おいしい」とも「おいしくない」とも回答しなかった者が約 60％いるということを見逃すわけには行かない．これは，「減塩食品はおいしいとまではいえない」と思っている者が全体の 70％を占めているということを意味している．

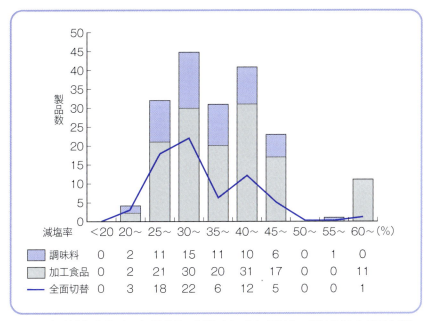

図3 JSH減塩食品リスト掲載品の減塩率ヒストグラム（2018年4月現在版）
（注）全面切替は減塩食品リストに「従来品からの切替」と記述されたもの

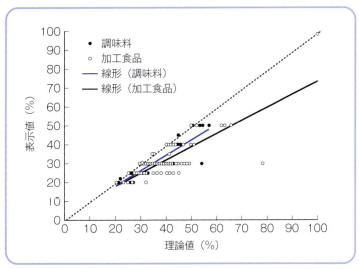

図4 JSH減塩食品リスト掲載品の減塩率の理論値と表示値の相関図（2018年4月版）

2.「おいしい」とはいえないイメージの克服方法

　こうした消費者のイメージがあるなかで，どのようにしたら「減塩食品はおいしい」，正確にいえば「おいしい減塩食品もある」ということを伝えることができるだろうか？また減塩には貢献度の高い調味料で「おいしい」を広く伝えられるのだろうか？

6. 減塩食品の現状と課題

表6 減塩食品のイメージ

質問 ：「減塩食品を使用したことがある」と答え方に伺います。あなたの「減塩食品」についての印象を教えてください。（複数回答可）	
回答 ：	
健康に良さそう	80%
通常品に比べて価格が高い	44%
味が薄い	32%
おいしい（通常品と比べて味は変わらない）	31%
通常品に比べて量が少ない	10%
おいしくない	10%
通常品に比べて価格が安い	1%
通常品に比べて量が少ない多い	0%

（読売新聞社. ヨミドクター2017年4月「減塩に関する意識調査」より抜粋）
（https://yomidr.yomiuri.co.jp/article/20170616-OYTET50011/）
[2019年4月15日閲覧]

　客観的にいえば，調味料はそれ自体がおいしいかどうかではなく，料理を作らなければ評価のできない製品であること，またその使い方はまちまちであり，一様な回答にはなりにくい製品でもあることから，減塩食品のおいしさを伝えるためには，別の手段を考える必要がある．そこで提案したいのは，2016年に登場してきた米菓やおつまみ類の減塩食品の積極的な起用である．誰もが知っている米菓なら，おいしいかどうかの評価は食べれば即座にわかる．また米菓の原料がお米であることは，ご飯の文化圏では好都合でもある．これらの製品は「減塩食品のおいしさ」を伝えるためにもっと重要な役割を果たすべきと考える．ちなみに，JSH減塩食品リストには米菓やおつまみ類（常温）は27品種（全体の約15%）が掲載されている．

3. 減塩食品の価格

　一般的に減塩食品は高いと思われている．前出のヨミドクターの調査結果でも44%の回答者が「通常品より高い」と思っている．2013年と2015年に筆者が執筆した「減塩食品の現状と課題」でも価格問題を指摘したが，小売価格は必ずしも原料コストだけの要因で高くなるわけではない．たとえば2014年から始まった大手小売業によるプライベートブランド品（以下，PB品）の減塩化では，減塩食品の価格は決して高くない．すなわち，PB品は食品メーカーのレギュラー品（ナショナルブランド品，以下NB品）に比べて，一般的に安価であり，そこをスタートラインとして開発した場合には一概に高い製品にはならないということである．また注目すべきは，PB品のなかでもカップ麺やふりかけの減塩品は100円レベルで販売されていることである．消費者は100円であれば「一度くらいなら試してもよい」と寛大になる可能性は高く，更に「おいしい」が確認できた場合にはリピートされる可能性が高く，よいイメージの連鎖が始まるといってもよいかもしれない．100円というのは，減塩食品が普及拡大するための大切なキーワードでもある．ちなみにJSH減塩食品リストには大手小売業のPB品は55品種が掲載されている．

4. 一般的な小売店での減塩食品の取扱と継続のために

　一般的な小売店に減塩食品を取扱ってもらうにはどのようにすればよいであろうか？売り場スペースの狭い小売店では，売れるかどうかもわからない減塩食品を取り扱いたくはないはずで，

売れないと止めてしまうのも当然のことである．こうした小売店の頑なな扉を開けるためには，3つの大切なことがある．1つ目は住民に対して減塩の必要性を説く継続的な啓発活動が計画化されていることである．2つ目に，多分これが一番重要なことであるが，「家庭の味を守りながら減塩化できる手法」（減塩食品の選択と使用方法）の開発と習慣化である．そして，3つ目は，住民に「選択した減塩食品」を提供したり紹介したりする場合には，その製品を取り扱う小売店にも配慮した対応ができていることである．それは保険者インセンティブにある「商店街連携」をどのように運営していくかを考えることでもある．

E 減塩活動を広げていくための参考情報

1. PB品の減塩化を推進した大手小売業の開発・販売動向から

2014年から取り組みを開始した大手小売業での話だが，JSH減塩食品リストに掲載されている55品種は一度に開発ができた訳ではない．表7に示す通り，5年の歳月をかけてつくり上げてきたもので，今ではPB品の開発を担当する食品メーカーは19社にのぼる．この開発・導入において見逃してはならないポイントが2つある．1つ目は，開発品種には売れ筋品種が選択され，その多くは即時もしくは一定期間の従来品との併売の後で減塩品にスイッチ（全面切替）されていることである．おいしさに自信がなければできないことである．2つ目は，50種類以上の減塩食品を独自で保有しているということである．これは極端にいえばNB品がなくても「PB品だけで減塩生活が営める」ということであり，減塩食品の横断的なキャンペーンも実施しやすい状況になっている．実際にこの企業では日本高血圧学会の定めた「減塩の日（毎月17日）」と連動したキャンペーンを継続的に実践しており，減塩食品の販売数量も漸増傾向が継続している．こうした小売業を起点とした開発と展開は，住民への貢献だけではなく，様々な関係者とつながるブレイクスルー的側面を持っているので，減塩にかかわる多くの職種の方に多大なる支援をお願いしたい．

2. 地域での減塩活動から

数年位前から，筆者には都道府県や市町村の関係者から，指導者に対する講演，勉強会，特定健診や各種イベントでの減塩食品の提供依頼など，減塩食品に関する様々な依頼がある．最近では，一部の市町村の減塩活動に，踏み込んだ取り組みも行っている．今回は具体的な内容までは紹介できないが，特定健診の受診率や保健指導率の高い市町村で，「家庭の味を守りながら減塩化できる手法」や「市町村とのダイナミックな連携による食環境整備」への挑戦も始めており，今後の保健活動における新たな方向性を示す可能性も秘めている．

表7 大手小売業における減塩PB品の開発数推移
（JSH減塩食品リスト掲載品限定）

	2014年	2015年	2016年	2017年	2018年	合計
調味料	3	1	8	4	3	19
加工食品	0	2	6	22	6	36
合計	3	3	14	26	9	55
食品メーカー数	1	2	8	13	7	－
食品メーカー数（累計）	1	2	6	16	19	19

3.「健康な食事・食環境」の認証を受ける減塩弁当や減塩メニューから

　基本的な考え方に戻るが，減塩食品はそのまま食事になるわけではなく，食事のパーツのひとつでしかない．減塩食品のあるべき姿は無理なく食事（減塩料理）のひとつの材料に組み込まれることである．しかし減塩食品が実際に食事に使える材料なのかどうかを広く知らしめるための手法は，「減塩食品をわたして減塩料理をつくってください」という手法よりも，「減塩料理からひも解いて減塩食品がそこに使われている」と説明する手法のほうが効果的で納得性も高いと考える．折しも，2018年4月から複数の学協会からなるコンソーシアムが認証する「スマートミール」（健康な食事・食環境）の募集が開始された．そのなかには，読者の参考になる「減塩弁当」や「減塩メニュー」も含まれている．

　筆者はこれまでにホテルの減塩料理や減塩おせちなどの開発などにもかかわってきた．学会のランチョンセミナーで提供される減塩弁当のプロジェクトにも加わったことがあるが，その弁当が世のなかに定着することはなかった．これからは，全国展開するコンビニや外食チェーンなどで購入できる「おいしい減塩弁当」や「おいしい減塩メニュー」の開発支援を行うことを通じて，全国各地での減塩活動のお役に立ちたいと考えている．

おわりに

　食生活における「減塩」というテーマは，大なり小なりこれまで慣れ親しんできた「味」からの離脱を意味している．漢字にするとたった二文字の簡単な言葉であるが，実行するのはとても難しいことでもある．われわれ自身，あるいは周囲にいる「頑固者」は簡単に言うことを聞いてくれない．

　一方で，減塩してもおいしくできる技術を使った減塩食品が様々な食品分野で登場してきている．特にJSH減塩食品リストに掲載された減塩食品の「現在品質」を，そしてその減塩食品が使われた減塩弁当や減塩メニューを実際に味わっていただきたい．きっと，減塩食品は，どのように選び，どのように使えばよいかについての，新たな閃きが湧き上がってくるに違いない．たとえば，煮物をつくるときのしょうゆはいつものしょうゆを「半分だけ減塩しょうゆに替える」という方法が思い浮かんだなら，塩分が低下しているのに，いつもと変わらぬ満足が生まれる可能性は高い．むしろこちらのほうがおいしいということになる可能性もある．「食べ物」の問題は「食べ物」で改善すべきであるが，「食べ物」は一人歩きができず，人の手助けが必要である．正しく表示されたおいしい減塩食品を読者に託したいと思う．

　「減塩」という「小さな大それたこと」に立ち向かうためには，家族という，地域という，小さな単位から，「止める」「減らす」というより，「替える」「工夫する」「欲張らない」というアプローチをすることが，大切な人に寄り添った「減塩」を実践するための最適な方法である．家族が，町が，日本が少しずつ変わるのを，変わっていくのを楽しみにしている．

文献
1) 野村善博．減塩食品の現状（開発・導入時の課題）と今後の展望．カレントテラピー 2013; **31**: 63-69
2) 野村善博．減塩食品の現状と課題．血圧 2015; **22**: 51-55
3) 日本高血圧学会減塩委員会．JSH減塩食品リスト（2018年4月版）
4) 消費者庁．食品表示基準について（平成27年3月30日消食表第139号）の第9次改正（平成30年1月19日消食表第20号）4.　任意表示（2）-①-キ
5) https://yomidr.yomiuri.co.jp/article/20170616-OYTET50011/ ［2019年4月15日閲覧］

巻末付録：JSH 減塩食品リスト簡易版

日本高血圧学会 減塩委員会　　2019 年 4 月現在
最新のリストは https://www.jpnsh.jp/general_salt.html を参照

No.	企業名	減塩食品		減塩品のホームページ 減塩品の個別 URL
		品名・名称	商品名	
1	味の素㈱	塩	「やさしお」	https://www.ajinomoto.co.jp/products/detail/?ProductName=yasashio#
2	味の素㈱	和風だし	「お塩控えめの・ほんだし」	https://www.ajinomoto.co.jp/products/detail/?ProductName=hondashi_1#
3	味の素（株）	コンソメ	「味の素KKコンソメ」＜塩分ひかえめ＞	https://www.ajinomoto.co.jp/products/detail/?ProductName=consomme_2
4	味の素（株）	中華だし	「味の素KK丸鶏がらスープ」＜塩分ひかえめタイプ＞	https://www.ajinomoto.co.jp/products/detail/?ProductName=marudorigara_2
5	ヤマキ（株）	つゆ	減塩だしつゆ	http://www.yamaki.co.jp/catalog/products/index.php?id=261
6	ヤマキ（株）	つゆ	お塩ひかえめ　めんつゆ	http://www.yamaki.co.jp/catalog/products/index.php?id=260
7	ヤマキ（株）	鍋つゆ	塩分ひかえめ　寄せ鍋つゆ（ストレートタイプ）	http://www.yamaki.co.jp/catalog/products/index.php?id=202
8	ヤマキ（株）	粉末うどんだし	減塩うどんだし	http://www.yamaki.co.jp/catalog/products/index.php?id=171
9	ヤマキ（株）	すし用合わせ酢	減塩すし酢	http://www.yamaki.co.jp/catalog/products/index.php?id=241
10	ヤマキ（株）	いわし煮干し加工品	サクサク　たべる小魚	http://www.yamaki.co.jp/catalog/products/index.php?id=225
11	（株）ファミリーマート	分離液状ドレッシング	減塩和風ドレッシング	http://www.family.co.jp/goods/salad/12501380_1.html
12	エバラ食品工業（株）	浅漬けの素	粉末浅漬けの素レギュラー　減塩	https://www.ebarafoods.com/products/detail/GFAR41.html
13	ユニー（株）	浅漬けの素	スタイルワン　おいしく減塩　浅漬けの素　こんぶ味	http://www.styleone-web.jp/healthy/genen/4001011527486.html
14	ユニー（株）	浅漬けの素	スタイルワン　おいしく減塩　浅漬けの素　ゆず昆布味	http://www.styleone-web.jp/healthy/genen/4901011527493.html
15	ユニー（株）	和風だし	スタイルワン　おいしく減塩　だしの素	http://www.styleone-web.jp/special/hypertension/dashi.html
16	ユニー（株）	ふりかけ	スタイルワン　おいしく減塩　のりとたまごふりかけ	http://www.styleone-web.jp/special/hypertension/4902915358800.html
17	ユニー（株）	ふりかけ	スタイルワン　おいしく減塩　さけふりかけ	http://www.styleone-web.jp/special/hypertension/4902915359302.html
18	ユニー（株）	ふりかけ	スタイルワン　おいしく減塩　かつおふりかけ	http://www.styleone-web.jp/special/hypertension/4902915359401.html

巻末付録：JSH 減塩食品リスト簡易版

No.	企業名	減塩食品		減塩品のホームページ 減塩品の個別 URL
		品名・名称	商品名	
19	ユニー（株）	お茶漬け	スタイルワン　海苔の香りとだしが効いた　お茶漬けのり	http://www.styleone-web.jp/special/hypertension/4902915358909.html
20	ユニー（株）	お茶漬け	スタイルワン　さけの旨みとだしの風味香る　さけ茶漬け	http://www.styleone-web.jp/special/hypertension/4902915359203.html
21	ユニー（株）	塩昆布	スタイルワン　おいしく減塩　汐ふき昆布	http://www.styleone-web.jp/healthy/genen/4902421402073.html
22	ユニー（株）	焼肉のたれ	スタイルワン　おいしく減塩　焼肉のたれ　中辛	http://www.styleone-web.jp/special/hypertension/tare_chu.html
23	ユニー（株）	焼肉のたれ	スタイルワン　おいしく減塩　焼肉のたれ　甘口	http://www.styleone-web.jp/special/hypertension/tare_ama.html
24	ユニー（株）	すきやきのたれ	スタイルワン　だしの旨みが決め手のすき焼きのたれ	http://www.styleone-web.jp/special/hypertension/4903101340173.html
25	ユニー（株）	鍋つゆ	スタイルワン　素材のうまみ引き立つ寄せ鍋つゆ	http://www.styleone-web.jp/special/hypertension/yose.html
26	ユニー（株）	鍋つゆ	スタイルワン　素材のうまみ引き立つちゃんこ鍋つゆ	http://www.styleone-web.jp/special/hypertension/chanko.html
27	ユニー（株）	鍋つゆ	スタイルワン　素材のうまみ引き立つキムチ鍋つゆ	http://www.styleone-web.jp/special/hypertension/kimuchi.html
28	ユニー（株）	トマトケチャップ	スタイルワン　おいしく減塩　トマトケチャップ	http://www.styleone-web.jp/healthy/genen/4902168003991.html
29	ユニー（株）	乳化液状ドレッシング	スタイルワン　深煎りごまを使用したごまドレッシング	http://www.styleone-web.jp/healthy/genen/4905132169440.html
30	ユニー（株）	分離液状ドレッシング	スタイルワン　和風たまねぎドレッシング	http://www.styleone-web.jp/healthy/genen/4905132169693.html
31	ユニー（株）	即席春雨	スタイルワン　スープ春雨　減塩タイプ6食入　（ワンタン・かきたま・担々麺味）	http://www.styleone-web.jp/healthy/genen/4901071180102.html
32	ユニー（株）	カレー	スタイルワン　おいしく減塩　ビーフカレー中辛	http://www.styleone-web.jp/healthy/genen/4903101330938.html
33	ユニー（株）	カレー	スタイルワン　おいしく減塩　ビーフカレー甘口	http://www.styleone-web.jp/healthy/genen/4903101330945.html
34	ユニー（株）	即席カップめん	スタイルワン　だしのうまみ引き立つしょうゆラーメン	http://www.styleone-web.jp/healthy/genen/4901734026396.html

No.	企業名	減塩食品		減塩品のホームページ
		品名・名称	商品名	減塩品の個別 URL
35	ユニー（株）	即席カップめん	スタイルワン　だしのうまみ引き立つシーフードラーメン	http://www.styleone-web.jp/healthy/genen/4901734026402.html
36	ユニー（株）	ラーメンスープ	スタイルワン　おいしく減塩　味噌味ラーメンスープ	http://www.styleone-web.jp/healthy/genen/4901011564887.html
37	ユニー（株）	ラーメンスープ	スタイルワン　おいしく減塩　醤油味ラーメンスープ	http://www.styleone-web.jp/healthy/genen/4901677026989.html
38	ユニー（株）	そうざい（調理済みおでん）	スタイルワン　おいしく減塩　おでん	http://www.styleone-web.jp/healthy/genen/4970050071298.html
39	ユニー（株）	そうざい（きんぴらごぼう）	スタイルワン　おいしく減塩　きんぴらごぼう	http://www.styleone-web.jp/healthy/genen/4901011621733.html
40	ユニー（株）	そうざい（切干大根）	スタイルワン　おいしく減塩　切干大根	http://www.styleone-web.jp/healthy/genen/4901011621726.html
41	ユニー（株）	そうざい（ひじき煮）	スタイルワン　おいしく減塩　ひじき煮	http://www.styleone-web.jp/healthy/genen/4901011621719.html
42	ユニー（株）	煮豆	スタイルワン　おいしく減塩　昆布豆	http://www.styleone-web.jp/healthy/genen/4901482165545.html
43	ユニー（株）	煮豆	スタイルワン　おいしく減塩　八品目野菜豆	http://www.styleone-web.jp/healthy/genen/4901482165552.html
44	ユニー（株）	つくだ煮	スタイルワン　おいしく減塩　ごま昆布	http://www.styleone-web.jp/healthy/genen/4901482164616_2.html
45	ユニー（株）	つくだ煮	スタイルワン　おいしく減塩　しそ昆布	http://www.styleone-web.jp/healthy/genen/4901482164609_2.html
46	ユニー（株）	つくだ煮	スタイルワン　おいしく減塩　椎茸昆布	http://www.styleone-web.jp/healthy/genen/4901482164623_2.html
47	ユニー（株）	ロースハム	スタイルワン　減塩&糖質ゼロ　ロースハム	http://www.styleone-web.jp/healthy/genen/4902586152592.html
48	ユニー（株）	ベーコン	スタイルワン　減塩&糖質ゼロ　ハーフベーコン	http://www.styleone-web.jp/healthy/genen/4902586152752.html
49	ユニー（株）	ふくじん漬	スタイルワン　おいしく減塩　カレー福神漬	http://www.styleone-web.jp/healthy/genen/4901602106922.html
50	ユニー（株）	しょうゆ漬	スタイルワン　おいしく減塩　つぼ漬	http://www.styleone-web.jp/healthy/genen/4901602303949.html
51	ユニー（株）	しょうゆ漬	スタイルワン　おいしく減塩　からし高菜	http://www.styleone-web.jp/healthy/genen/4901602314808.html
52	ユニー（株）	はくさい漬	スタイルワン　おいしく減塩　はくさい漬	http://www.styleone-web.jp/healthy/genen/4582219351204.html
53	ユニー（株）	はくさい漬	スタイルワン　おいしく減塩　ゆず白菜漬	http://www.styleone-web.jp/healthy/genen/4582219351211.html

巻末付録：JSH 減塩食品リスト簡易版

No.	企業名	減塩食品		減塩品のホームページ 減塩品の個別 URL
		品名・名称	商品名	
54	ユニー（株）	きゅうり漬	スタイルワン　おいしく減塩　きゅうり漬	http://www.styleone-web.jp/healthy/genen/4582219352102.html
55	ユニー（株）	かぶ漬	スタイルワン　おいしく減塩　かぶら漬	http://www.styleone-web.jp/healthy/genen/4582219353208.html
56	ユニー（株）	はくさいキムチ	スタイルワン　おいしく減塩　旨みとコクの白菜キムチ	http://www.styleone-web.jp/healthy/genen/4582219351419.html
57	ユニー（株）	魚介加工品	スタイルワン　おいしく減塩　鮭荒ほぐし	http://www.styleone-web.jp/healthy/genen/4901540602845.html
58	ユニー（株）	魚介乾製品	スタイルワン　おいしく減塩　さきいか	http://www.styleone-web.jp/healthy/genen/4901540412338.html
59	ユニー（株）	魚介乾製品	スタイルワン　おいしく減塩　くんさき	http://www.styleone-web.jp/healthy/genen/4901540412345.html
60	ユニー（株）	魚介加工品	スタイルワン　おいしく減塩　いかの姿あげ	http://www.styleone-web.jp/healthy/genen/4901540412369.html
61	ユニー（株）	魚介加工品	スタイルワン　おいしく減塩　やわらかいか天	http://www.styleone-web.jp/healthy/genen/4901540412376.html
62	ユニー（株）	魚介乾製品	スタイルワン　おいしく減塩　焼きえび	http://www.styleone-web.jp/healthy/genen/4901540412352.html
63	ユニー（株）	ドライソーセージ	スタイルワン　おいしく減塩　ドライソーセージ	http://www.styleone-web.jp/healthy/genen/4901540412383.html
64	ユニー（株）	ビーフジャーキー	スタイルワン　おいしく減塩　ビーフジャーキー	http://www.styleone-web.jp/healthy/genen/4901540413694.html
65	ユニー（株）	米菓	スタイルワン　おいしく減塩　ソフトサラダせん	http://www.styleone-web.jp/healthy/genen/4901626092157.html
66	ユニー（株）	豆菓子	スタイルワン　おいしく減塩　バタピー	http://www.styleone-web.jp/healthy/genen/4901290401811.html
67	ユニー（株）	味つけ油あげ	スタイルワン　味付けいなりあげ	http://www.styleone-web.jp/healthy/genen/4902758308253.html
68	（株）みすずコーポレーション	味つけ油あげ	減塩いなり名人	https://shop.misuzu-co.co.jp/ec/products/seasoning-inari/detail/dbid152/
69	（株）みすずコーポレーション	凍り豆腐（調味料付き）	減塩ひとくちさん	https://shop.misuzu-co.co.jp/ec/products/kouya-toufu/detail/dbid151/
70	（株）丸越	はくさい漬	美味減塩　白菜漬	http://www.koumisayoko.co.jp/product/bimigenen-hakusai/
71	（株）丸越	はくさい漬	美味減塩　柚子白菜	http://www.koumisayoko.co.jp/product/bimigenen-yuzuhakusai/
72	（株）丸越	きゅうり漬	美味減塩　胡瓜漬	http://www.koumisayoko.co.jp/product/bimigenen-kyuri/
73	（株）丸越	はくさいキムチ	塩分 OFF　旨味とコクの白菜キムチ	http://www.koumisayoko.co.jp/product/enbunoff-umamitokokunohakusaikimuchi/

| No. | 企業名 | 減塩食品 | | 減塩品のホームページ |
		品名・名称	商品名	減塩品の個別 URL
74	（株）丸越	はくさい漬	塩分 OFF　羅臼昆布白菜	http://www.marukoshi.co.jp/item/enbun25percentoff-rausukoinbuhakusai/
75	カネハツ食品（株）	つくだ煮	健者のおすゝめ　減塩ごま昆布	http://catalogue.kanehatsu.co.jp/archives/2017/09/10-100001.html
76	カネハツ食品（株）	つくだ煮	健者のおすゝめ　減塩しそ昆布	http://catalogue.kanehatsu.co.jp/archives/2017/09/10-100002.html
77	カネハツ食品（株）	つくだ煮	健者のおすゝめ　減塩椎茸昆布	http://catalogue.kanehatsu.co.jp/archives/2017/09/10-100003.html
78	（株）浜乙女	ふりかけ	塩分控えめ　だしごましお	https://www.hamaotome.co.jp/products/sesame/dashigomashio.html
79	（株）浜乙女	お茶漬け	塩分ひかえめ　お茶漬けのり	http://www.hamaotome.co.jp/products/chazuke_suimono/chazuke_10.html
80	ジョイフーズ（株）	しらす干し	減塩しらす干し	http://www.show-wa.co.jp/products/detail/genen/genenshirasu70g.html
81	ジョイフーズ（株）	塩鮭	減塩銀鮭	http://www.show-wa.co.jp/products/detail/genen/genensake2p.html
82	ジョイフーズ（株）	真あじ開き干し	減塩真あじ開き干し	http://www.show-wa.co.jp/products/detail/genen/genenmaaji2p-2.html
83	ジョイフーズ（株）	真ほっけ開き干し	減塩真ほっけ開き干し	http://www.show-wa.co.jp/products/detail/genen/genenmahokke2p.html
84	ジョイフーズ（株）	塩さば	減塩塩さば	http://www.show-wa.co.jp/products/detail/genen/genenshiosaba2p-2.html
85	（株）モスフードサービス	分離液状ドレッシング	和風ドレッシング＜減塩タイプ＞	http://mos.jp/cp/dressing/
86	中田食品（株）	調味梅干	おいしく減塩　はちみつ　塩分3％	http://www.nakatafoods.co.jp/lineup/umeboshi/family/oishikugenen_120_hachimitsu.html
87	中田食品（株）	調味梅干	おいしく減塩　しそ風味　塩分3％	http://www.nakatafoods.co.jp/lineup/umeboshi/family/oishikugenen_120_shiso.html
88	中田食品（株）	調味梅干	おいしく減塩　うす塩味　塩分3％	http://www.nakatafoods.co.jp/lineup/umeboshi/family/oishikugenen_120_usushio.html
89	中田食品（株）	調味梅肉	おいしい減塩梅にくしそ風味	http://www.nakatafoods.co.jp/item/1230_genen_siso.html
90	中田食品（株）	調味梅干	紀州産南高梅　梅の香ほのり　塩分3％	http://www.nakatafoods.co.jp/lineup/umeboshi/family/kisyu_umenokahonori_100.html
91	中田食品（株）	調味梅干	紀州産南高梅　減塩うす塩味　塩分3％	http://www.nakatafoods.co.jp/lineup/umeboshi/family/genenusushio_140.html
92	中田食品（株）	調味梅干	減塩梅干　思いやりの味　はちみつ　塩分3％	http://www.nakatafoods.co.jp/lineup/umeboshi/family/omoiyari-hachimitsu-100g.html
93	中田食品（株）	調味梅干	減塩梅干　思いやりの味　しそ風味　塩分3％	http://www.nakatafoods.co.jp/lineup/umeboshi/family/omoiyari-siso-100g.html

巻末付録：JSH 減塩食品リスト簡易版

No.	企業名	減塩食品		減塩品のホームページ 減塩品の個別 URL
		品名・名称	商品名	
94	中田食品（株）	調味梅干	減塩梅干 思いやりの味 うす塩味 塩分３％	http://www.nakatafoods.co.jp/lineup/umeboshi/family/omoiyari-usushio-100g.html
95	中田食品（株）	調味梅干	減塩なのにこんなに旨い梅干 種抜きあっさり風味	http://www.nakatafoods.co.jp/lineup/umeboshi/family/genen_t.html
96	（株）新進	しょうゆ漬	国産野菜「パリキュー」 減塩（きゅうり漬）	http://www.shin-shin.co.jp/item/item_tuke25.html
97	（株）新進	酢漬	国産野菜しば漬 減塩	http://www.shin-shin.co.jp/item/item_tuke09.html
98	（株）新進	しょうゆ漬	国産野菜からし高菜 減塩	http://www.shin-shin.co.jp/item/item_tuke04.html
99	（株）新進	ふくじん漬	国産野菜カレー福神漬 減塩	http://www.shin-shin.co.jp/item/item_fuku05.html
100	（株）新進	ふくじん漬	国産野菜 無着色福神漬 減塩	http://www.shin-shin.co.jp/item/item_fuku06.html
101	（株）新進	ふくじん漬	特級福神漬	http://www.shin-shin.co.jp/item/item_fuku11.html
102	（株）新進	ふくじん漬	カレー福神漬	http://www.shin-shin.co.jp/item/item_fuku12.html
103	（株）ふくや	辛子めんたいこ	あじわい減塩明太子無着色レギュラー	http://www.fukuya.com/products/detail.php?product_id=50
104	（株）ふくや	辛子めんたいこ	あじわい減塩明太子無着色マイルド	http://www.fukuya.com/products/detail.php?product_id=51
105	（株）ふくや	辛子めんたいこあえもの	あじわい減塩数の子明太子	http://www.fukuya.com/products/detail.php?product_id=54
106	（株）ふくや	辛子めんたいこあえもの	あじわい減塩くらげ明太子	http://www.fukuya.com/products/detail.php?product_id=55
107	（株）ふくや	辛子めんたいこあえもの	あじわい減塩いか明太子	https://www.fukuya.com/products/detail.php?product_id=56&category_id=34
108	（株）ふくや	辛子めんたいこあえもの	あじわい減塩ほたて貝柱明太子	http://www.fukuya.com/products/detail.php?product_id=57
109	（株）ふくや	辛子めんたいこ	ふくのや 家庭用明太子 無着色中辛（減塩）	http://www.fukunoya.net/low_salt/fukunoya_genen.html
110	（株）ふくや	のり佃煮	減塩明太子のり	https://www.fukuya.com/products/detail.php?product_id=199&category_id=6
111	一正蒲鉾（株）	蒸しかまぼこ	鯛入りまめかま 赤	https://www.ichimasa.co.jp/products/products_item.asp?id=1044
112	一正蒲鉾（株）	蒸しかまぼこ	鯛入りまめかま 白	https://www.ichimasa.co.jp/products/products_item.asp?id=1045
113	一正蒲鉾（株）	焼きちくわ	生でおいしい鯛入り太ちくわ	https://www.ichimasa.co.jp/products/products_item.asp?id=1054
114	一正蒲鉾（株）	揚げかまぼこ	一正のさつま揚	https://www.ichimasa.co.jp/products/products_item.asp?id=1061
115	一正蒲鉾（株）	揚げかまぼこ	さつま揚	https://www.ichimasa.co.jp/products/products_item.asp?id=1062

No.	企業名	減塩食品 品名・名称	減塩食品 商品名	減塩品のホームページ 減塩品の個別 URL
116	一正蒲鉾（株）	はんぺん	ふんわりはんぺん	https://www.ichimasa.co.jp/products/products_item.asp?id=1056
117	一正蒲鉾（株）	魚肉練り製品	サラダスティック	https://www.ichimasa.co.jp/products/products_item.asp?id=1047
118	一正蒲鉾（株）	魚肉練り製品	ピュアふぶき	https://www.ichimasa.co.jp/products/products_item.asp?id=1046
119	一正蒲鉾（株）	魚肉練り製品	サラダファミリー	https://www.ichimasa.co.jp/products/products_item.asp?id=1076
120	一正蒲鉾（株）	蒸しかまぼこ	塩分ひかえめ御蒲鉾（赤）	https://www.ichimasa.co.jp/products/products_item.asp?id=855
121	一正蒲鉾（株）	蒸しかまぼこ	塩分ひかえめ御蒲鉾（白）	https://www.ichimasa.co.jp/products/products_item.asp?id=856
122	(株) 阿部蒲鉾店	笹かまぼこ	減塩　阿部の笹かまぼこ	http://www.abekama.co.jp/?p=2484
123	亀田製菓（株）	米菓	減塩亀田の柿の種	https://www.kamedaseika.co.jp/cs/?p=item.itemDetail&itemId=1379
124	亀田製菓（株）	米菓	やさしいハッピーターン	https://www.kamedaseika.co.jp/cs/?p=item.itemDetail&itemId=1258
125	三幸製菓（株）	米菓	ミニサラダしお味減塩	https://www.sanko-seika.co.jp/sys/product/dtl/305
126	三幸製菓（株）	米菓	越後樽焼しょうゆ減塩	https://www.sanko-seika.co.jp/sys/product/dtl/306
127	三幸製菓（株）	米菓	ぱりんこ　減塩	https://www.sanko-seika.co.jp/sys/product/dtl/307
128	シマダヤ（株）	生中華めん	東京「恵比寿」ラーメン　鶏ガラ醤油味	https://www.shimadaya.co.jp/products/chilled/chinese/_025852/
129	シマダヤ（株）	生中華めん	東京「恵比寿」ラーメン　コク旨味噌味	https://www.shimadaya.co.jp/products/chilled/chinese/_025937/
130	シマダヤ（株）	ゆでうどん	「流水麺」うどん	https://www.shimadaya.co.jp/products/chilled/ryusui/_008503/
131	シマダヤ（株）	ゆでうどん	「本うどん」食塩ゼロ	http://www.shimadaya.co.jp/products/chilled/hon/_006127/
132	シマダヤ（株）	つゆ	「チルドだからおいしい」うどんつゆ　塩分 40% カット	http://www.shimadaya.co.jp/products/chilled/soup/_195937/
133	サンヨー食品 (株)	即席カップめん	サッポロ一番　大人のミニカップ　国産ぶなしめじが入ったきのこうどん	http://www.sanyofoods.co.jp/products/more/more_product_0383.html
134	サンヨー食品 (株)	即席カップめん	サッポロ一番　大人のミニカップ　国産鶏のそぼろが入った鶏南ばんそば	http://www.sanyofoods.co.jp/products/more/more_product_0384.html
135	サンヨー食品 (株)	即席カップめん	サッポロ一番　大人のミニカップ　国産丸鶏だし使用の　中華そば	http://www.sanyofoods.co.jp/products/more/more_product_0415.html
136	(株) マルタイ	即席中華めん	マルタイラーメン	http://www.marutai.co.jp/products/stick/dummy_post_20.php

巻末付録：JSH 減塩食品リスト簡易版

No.	企業名	減塩食品 品名・名称	減塩食品 商品名	減塩品のホームページ 減塩品の個別 URL
137	（株）マルタイ	即席中華めん	屋台とんこつ味棒ラーメン	http://www.marutai.co.jp/products/stick/post_19.php
138	寿がきや食品（株）	浅漬けの素	北陸のめぐみ　浅漬けの素	http://www.sugakiya.co.jp/products/tuyu/tuyu_k_1140.html
139	寿がきや食品（株）	生タイプ即席めん	小さなおうどん　お吸いもの	https://www.sugakiya.co.jp/products/nama/nama_c_6312.html
140	寿がきや食品（株）	生タイプ即席めん	小さなおうどん　わかめ	https://www.sugakiya.co.jp/products/nama/nama_c_6343.html
141	寿がきや食品（株）	生タイプ即席めん	小さなおうどん　梅じそ	https://www.sugakiya.co.jp/products/nama/nama_c_6314.html
142	寿がきや食品（株）	生タイプ即席めん	小さなおうどん　とろろ昆布	https://www.sugakiya.co.jp/products/nama/nama_c_6315.html
143	寿がきや食品（株）	生タイプ即席めん	小さなにゅうめん　関西つゆ	https://www.sugakiya.co.jp/products/nama/nama_c_6316.html
144	伊藤ハム（株）	ロースハム	朝のフレッシュ　ロースハム　糖質ゼロ&塩分カット	http://www.itoham.co.jp/product/dtl/00000591/
145	伊藤ハム（株）	ベーコン	朝のフレッシュ　ハーフベーコン　糖質ゼロ&塩分カット	http://www.itoham.co.jp/product/dtl/00000592/
146	（株）合食	魚介加工品	荒ほぐし鮭（減塩）	https://www.goshoku.co.jp/products/arahogushisake/arahogushigenen.html
147	（株）合食	魚介加工品	荒ほぐし鮭（減塩）無着色	http://goshoku.co.jp/products/genen_muchakushoku.html
148	（株）合食	魚介乾製品	おいしい減塩 さきいか	https://www.goshoku.co.jp/products/oishiigenen/genen-sakiika.html
149	（株）合食	魚介乾製品	おいしい減塩 くんさき	https://www.goshoku.co.jp/products/oishiigenen/genen-kunsaki.html
150	（株）合食	魚介乾製品	おいしい減塩　焼ししゃも	http://goshoku.co.jp/products/genen-shisyamo.html
151	（株）合食	魚介加工品	おいしい減塩　いかの姿あげ	https://www.goshoku.co.jp/products/oishiigenen/genen-ikanosugataage.html
152	（株）合食	魚介加工品	おいしい減塩　やわらかいか天	http://goshoku.co.jp/products/genen-yawarakaikatenn.html
153	（株）合食	魚介加工品	おいしい減塩　いか天	http://goshoku.co.jp/products/genen-ikatenn.html
154	（株）合食	魚介乾製品	おいしい減塩　焼きえび	http://goshoku.co.jp/products/genen-yakiebi.html
155	（株）合食	ドライソーセージ	おいしい減塩　ドライソーセージ	http://goshoku.co.jp/products/genen-driedsausage.html
156	（株）合食	ビーフジャーキー	おいしい減塩　ビーフジャーキー	http://goshoku.co.jp/products/genen-jerky.html
157	（株）合食	魚介加工品	おいしい減塩　ソースカツ	http://goshoku.co.jp/products/genen-katsu.html
158	（株）合食	海藻加工品	おいしい減塩　茎わかめ	http://goshoku.co.jp/products/kukiwakeme.html
159	（株）合食	魚介加工品	おいしい減塩　焼かまぼこ	https://www.goshoku.co.jp/products/oishiigenen/genen-yakikamaboko.html

No.	企業名	減塩食品		減塩品のホームページ 減塩品の個別URL
		品名・名称	商品名	
160	（株）合食	魚介加工品	おいしい減塩　チーズサンド	https://www.goshoku.co.jp/products/oishiigenen/genen-cheesesand.html
161	（株）合食	魚介加工品	おいしい減塩　たこわさび	http://goshoku.co.jp/products/genen-takowasabi.html
162	（株）合食	魚介加工品	おいしい減塩　いか塩辛	https://www.goshoku.co.jp/products/oishiigenen/genen-ikashiokara.html
163	ヤマモリ（株）	こいくちしょうゆ	おいしさそのまま減塩しょうゆ	http://www.yamamori.co.jp/product/syouyu/genen_sonomama.html
164	ヤマモリ（株）	しょうゆ加工品	おいしさそのまま減塩さしみ醤油	http://www.yamamori.co.jp/product/syouyu/genen_sashimi.html
165	ヤマモリ（株）	めんつゆ	名代　濃いだしそうめんつゆ	http://www.yamamori.co.jp/products/nadaikoidashi/
166	ヤマモリ（株）	めんつゆ	そのまま　濃いだしそうめんつゆ	http://www.yamamori.co.jp/products/sonomamakoidashi/
167	ヤマモリ（株）	めんつゆ	名代　濃いだしそばつゆ	https://www.yamamori.co.jp/products/nadaikoidashisoba/
168	ヤマモリ（株）	めんつゆ	そのまま　濃いだしそばつゆ	https://www.yamamori.co.jp/products/sonomamakoidashisoba/
169	ヤマモリ（株）	たきこみごはんのもと	減塩でおいしい　とり釜めしの素	https://www.yamamori.co.jp/products/genentori/
170	ヤマモリ（株）	たきこみごはんのもと	減塩でおいしい　ごぼう釜めしの素	https://www.yamamori.co.jp/products/genengobo/
171	ヤマモリ（株）	たきこみごはんのもと	減塩でおいしい　国産五目釜めしの素	https://www.yamamori.co.jp/products/genengomoku/
172	ヤマモリ（株）	たきこみごはんのもと	地鶏釜めしの素	https://www.yamamori.co.jp/products/jidori2019ss/
173	ヤマモリ（株）	たきこみごはんのもと	山菜五目釜めしの素	https://www.yamamori.co.jp/products/sansaigomoku2019ss/
174	イチビキ（株）	こいくちしょうゆ	増毛醤油＜塩分ひかえめ＞	http://www.ichibiki.co.jp/action/low_salt8.html
175	イチビキ（株）	みそ加工品	すぐとけるみそ赤だし	https://www.ichibiki.co.jp/product/detail.php?seq=383
176	イチビキ（株）	みそ加工品	すぐとけるみそあわせ	https://www.ichibiki.co.jp/product/detail.php?seq=384
177	イチビキ（株）	みそ加工品	減塩献立いろいろみそ	https://www.ichibiki.co.jp/action/low_salt6.html
178	イチビキ（株）	即席みそ汁	即席みそ汁　おいしい減塩赤だし 10食（わかめ・長ねぎ・とうふ）	http://www.ichibiki.co.jp/product/detail.php?seq=511
179	イチビキ（株）	即席みそ汁	即席みそ汁　おいしい減塩あわせ 10食（わかめ・長ねぎ・とうふ）	http://www.ichibiki.co.jp/product/detail.php?seq=512
180	イチビキ（株）	そうざい	毎日減塩おかず　きんぴらごぼう	http://www.ichibiki.co.jp/product/detail.php?seq=518
181	イチビキ（株）	そうざい	毎日減塩おかず　ひじき煮	http://www.ichibiki.co.jp/product/detail.php?seq=519
182	イチビキ（株）	そうざい	毎日減塩おかず　切干大根煮	http://www.ichibiki.co.jp/product/detail.php?seq=520

巻末付録：JSH 減塩食品リスト簡易版

No.	企業名	減塩食品		減塩品のホームページ 減塩品の個別 URL
		品名・名称	商品名	
183	イチビキ（株）	そうざい	毎日減塩おかず 里いもの煮っころがし	http://www.ichibiki.co.jp/product/detail.php?seq=521
184	オタフクソース（株）	濃厚ソース	お好みソース 塩分オフ	http://www.otafuku.co.jp/product/enbun50off/
185	田中食品（株）	ふりかけ	減塩わかめごはん	http://tanaka-foods.co.jp/info/genen.html
186	田中食品（株）	ふりかけ	減塩赤しそ	http://www.tanaka-foods.co.jp/info/genen1.html
187	田中食品（株）	ふりかけ	減塩鰹みりん焼	http://www.tanaka-foods.co.jp/info/genen2.html
188	田中食品（株）	ふりかけ	減塩のり . たまご	http://www.tanaka-foods.co.jp/info/genen3.html
189	キッコーマン食品（株）	こいくちしょうゆ	特選丸大豆減塩しょうゆ	http://www.kikkoman.co.jp/products/product.html?shouhin_id=K052005
190	キッコーマン食品（株）	こいくちしょうゆ	味わいリッチ減塩しょうゆ	http://www.kikkoman.co.jp/products/product.html?shouhin_id=K052020
191	旭松食品（株）	こうや豆腐（調味料付き）	新あさひ豆腐減塩旨味だし付	http://www.asahimatsu.co.jp/products/kouya/kouya015-2.html
192	東洋水産（株）	チャーハンの素	塩分カット からだにやさしい焼豚チャーハンの素	http://www.maruchan.co.jp/products/search/3429.html
193	東洋水産（株）	チャーハンの素	塩分カット からだにやさしい五目チャーハンの素	https://www.maruchan.co.jp/products/search/3430_2.html
194	東洋水産（株）	即席カップめん	焼そば名人 塩分オフ ソース焼そば	http://www.maruchan.co.jp/products/search/3685_2.html
195	東洋水産（株）	即席カップめん	ホットヌードル 塩分オフ 旨みしょうゆ味	http://www.maruchan.co.jp/products/search/3431_2.html
196	東洋水産（株）	即席カップめん	ホットヌードル 塩分オフ 旨みしお味	http://www.maruchan.co.jp/products/search/3432_2.html
197	東洋水産（株）	即席カップめん	ホットヌードル 塩分オフ 旨みカレー味	http://www.maruchan.co.jp/products/search/3433_2.html
198	東洋水産（株）	即席カップめん	うまいつゆ 塩分オフ きつねうどん	https://www.maruchan.co.jp/products/search/3825_2.html
199	東洋水産（株）	即席カップめん	うまいつゆ 塩分オフ 天ぷらそば	https://www.maruchan.co.jp/products/search/3826_2.html
200	（株）ゴーゴーカレーグループ	カレー	ゴーゴーカレー 減塩	http://www.gogocurry.com/news/genen.html
201	ポッカサッポロフード＆ビバレッジ（株）	乾燥スープ（ポタージュ）	一杯の減塩 洋風ポタージュアソート（コーン／じゃがいも／かぼちゃ）	https://www.pokkasapporo-fb.jp/products/soup/other/JA10.html

（注1）上記掲載製品は各社からの申請に基づき掲載しています．製品の減塩以外の品質や表示については JSH で審査されたものではありません．

（注2）上記掲載製品の製品や販売に関する詳細は各社のホームページなどに掲載されたお問い合わせ先にお尋ねください．

（注3）上記リストに掲載されたデータは製品改訂や終売などにより一定期間は改訂前のデータになることがありますので予めご了承ください．

索　引

欧文索引

B
BDHQ（brief-type self-administered diet history questionnaire）　26, 38

C
Ca 拮抗薬　47, 51

D
DASH 食　4
DHQ（self-administered diet history questionnaire）　26

E
eGFR　68
Gordon 症候群　4

H
HART 研究　55
HFmrEF（heart failure with mid-range ejection fraction）　58
HFpEF（heart failure with preserved ejection fraction）　58
HFrEF（heart failure with reduced ejection fraction）　58

I
IDNT 試験　64
INTERMAP 研究　16
Intersalt 研究　2, 13

J
JSH 減塩食品リスト　103, 112, 125

L
Liddle 症候群　4

N
Na 排泄量　38
NUTRICODE　6

P
PURE 研究　2, 5

R
RAS 抑制薬　47, 51
RENAAL 試験　64

T
TOHP 研究　5
TONE 研究　5

和文索引

あ
アルドステロン　4
アンジオテンシン II 受容体拮抗薬　3
アンジオテンシン変換酵素阻害薬　3

い
胃癌　8
陰膳法　24

え
栄養成分表示　100
塩分計　26
塩分計　31
塩分チェックシート　27, 34, 39

か
カテコールアミン　4
カリウム　108
簡易型自記式食事歴法質問票　26, 38

け
減塩啓発活動　78
減塩啓発キャラクター　96
減塩指導　37
減塩食品　99, 111
健康な食事　89
健診　70

133

索引

こ
降圧目標　66
降圧薬　45,66
交感神経系遮断薬　48,51
個別指導　43

し
自記式食事歴法質問票　26
試験紙　31
食育　88
食塩　1
食塩過剰　62
食塩感受性　50,51
食塩制限　2,18
食塩摂取量　13
食事記録法　24
食事摂取基準　19,21,23,72
食事バランスガイド　90
食事歴法　26
食品表示基準　42,43
食物摂取頻度調査　26
腎機能低下　8
心血管病　5
心疾患　53
心不全診療ガイドライン　55
心不全の分類　58

す
随時尿　30
推算糸球体濾過量　68

せ
生活習慣　4

セルフモニタリング　40

そ
相対減塩量　108

ち
チーム医療　42

と
透析患者の食塩摂取量　69

な
ナトリウム　1

に
24 時間思い出し法　25
24 時間蓄尿　27

は
バゾプレッシン　62
秤量法　24

ま
慢性腎臓病　60

や
夜間尿　29

り
利尿薬　48,51

減塩のすべて — 理論から実践まで

2019 年 5 月 15 日　発行	編集者　日本高血圧学会減塩委員会
	発行者　小立鉦彦
	発行所　株式会社 南 江 堂
	〒113-8410　東京都文京区本郷三丁目 42 番 6 号
	☎ (出版) 03-3811-7236　(営業) 03-3811-7239
	ホームページ https://www.nankodo.co.jp/
	印刷・製本 日経印刷
	装丁 渡邊真介

© The Japanese Society of Hypertension, 2019

定価は表紙に表示してあります.
落丁・乱丁の場合はお取り替えいたします.
ご意見・お問い合わせはホームページまでお寄せください.

Printed and Bound in Japan
ISBN978-4-524-24671-7

本書の無断複写を禁じます.
JCOPY 〈出版者著作権管理機構 委託出版物〉
本書の無断複写は, 著作権法上での例外を除き禁じられています. 複写される場合は, そのつど事前に,
出版者著作権管理機構 (TEL 03-5244-5088, FAX 03-5244-5089, e-mail: info@jcopy.or.jp) の許諾
を得てください.

本書をスキャン, デジタルデータ化するなどの複製を無許諾で行う行為は, 著作権法上での限られた例外
(「私的使用のための複製」など) を除き禁じられています. 大学, 病院, 企業などにおいて, 内部的に業
務上使用する目的で上記の行為を行うことは私的使用には該当せず違法です. また私的使用のためであっ
ても, 代行業者等の第三者に依頼して上記の行為を行うことは違法です.